U0311085

一看就懂的养生王道

按对了，全身通了，病就不见了！

按穴位消病痛

养沛文化编辑部◎编著

最自然有效的
老祖宗养生秘方！

massage

浙江科学技术出版社

不花钱的养生法

我曾去看望一位因中风而住院的汪伯伯。

在去医院之前，听父母说起他的发病经过，我不断在心里描绘可能看到的情况，感觉十分不乐观。没想到一进病房，映入眼里的，和我勾勒的画面完全相反，这让我惊讶万分，久久不能回过神来。

还没踏入病房，就依稀能听到汪伯伯明亮的声音，虽然字和字之间有点含糊，但是不难听清楚，难得的是那声调一点也不像是患病的人发出来的。踏入病房，就看到汪伯伯靠在床头，自己缓缓地喝着餐盘里的汤，我惊讶极了！汪伯伯不是右半边中风不能动了吗？怎么才两个星期不到，他就已经能自己喝汤了？

在场的其他所有人都看出了我的疑惑，就七嘴八舌跟我解释起原因来。

"你汪伯伯很棒吧？连医师都说他很厉害呢！这么严重的中风，可以恢复得这么好。"

我点点头。

"你一定很惊讶吧？其实，都是你汪妈妈的功劳，要不是她，你汪伯伯也不会好得这么快。"

我一边点头，一边在脸上写上"我不明白"这四个字。

总算，汪伯伯说话了："是啊，多亏了你汪妈妈，要不是她之前去学了穴位按摩，我大概到现在还是一动不动地躺着呢。"

汪妈妈不好意思地笑笑说："我其实也没想到穴位按摩这么有用，只是想说他中风不能动嘛，我就替他按按，让他血液循环好一点，免得生褥疮。按了十多天，再加上医院的康复治疗，效果才会这么好。"

听她这么说，我心里的惊讶真是很难用文字来形容，毕竟这是很难得的真实案例在我眼前出现。这之后，我只有一个想法，那就是原来穴位按摩这么实用！

不过，毕竟不是每个人都了解穴位，因为人体的穴位多达361个。每一个穴位有什么作用，按哪个穴位会有什么反应，这可能还是必须靠专业的医师，可别自己乱按，按出问题来。

但日常生活中，有几个常用穴位确实可以帮助我们缓解身体的不适，例如视疲劳、肠胃不适、消化不良、失眠、肩颈酸痛，甚至肥胖、更年期不适、生理期疼痛，穴位按摩比服用药物要更简便。

　　本书介绍了一些简单的穴位按摩方式，简单地说，就是一种不花钱的养生方法。除了缓解身体不适外，用在保健养生上也很有效呢！让我们一起来体验穴位按摩的神奇好处吧！

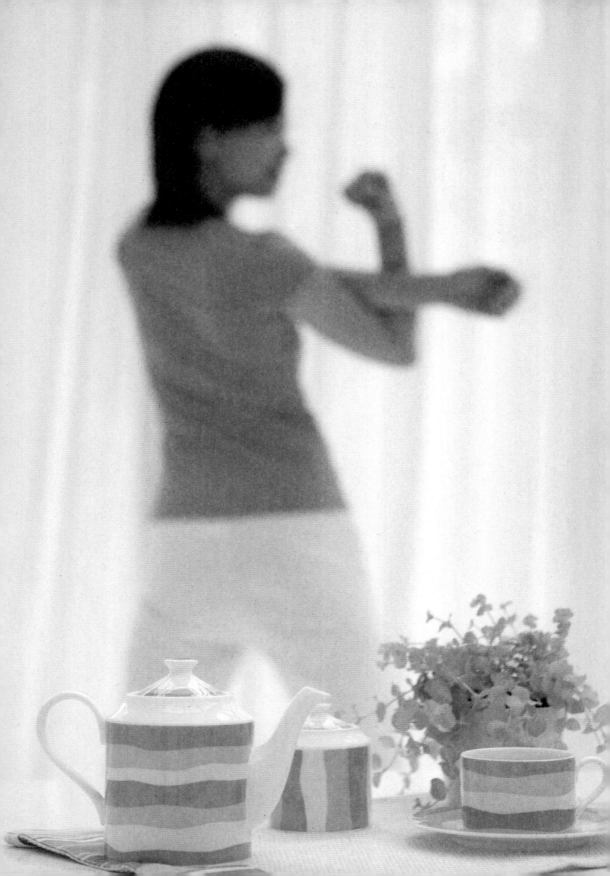

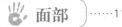
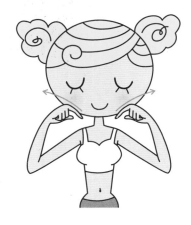

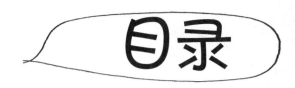

目录

Part 3
按一按，疼痛速解

Part 4
美容养颜速效穴位

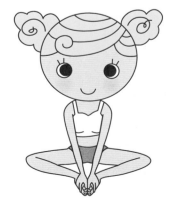

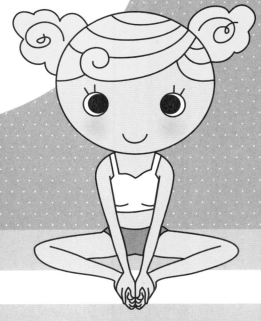

Part 1

你应该知道的常用穴位

人体头颈部、面部、胸腹部、背部、腕部、足部有一些常用穴位，是你一定要了解的。按摩这些穴位对身体有很大帮助。

头颈部

百会穴

位置

位于左右耳耳尖直上的连线和头顶正中线交会处。

缓解症状

按摩可有效治疗头晕、头痛、视疲劳、鼻塞、神经痛、高血压、神经衰弱、晕车、痔疮，可舒缓肩颈肌肉僵硬，预防头痛，提神醒脑，解除脱发危机，同时可增强记忆力，开发智力。

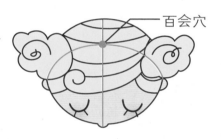

百会穴

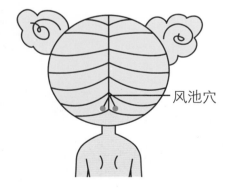

风池穴

风池穴

位置

位于颈后枕骨下方，左右大筋外侧的凹陷处。

缓解症状

常按摩可有效缓解因感冒所引起的头痛、颈部酸痛、身体关节疼痛、发热、咳嗽、困倦等。

翳风穴

位置

将耳垂向后贴，其与头骨连接点就是翳风穴。

缓解症状

常按摩有助于缓解面部麻痹、面部痉挛、脸颊红肿、牙痛、肩颈酸痛、耳痛、牙痛、眩晕、晕车、三叉神经痛等。

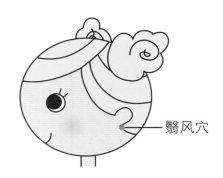

翳风穴

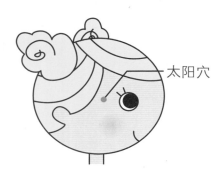

太阳穴

太阳穴

位置

位于双眼外眦向外延伸约一横指的凹陷处。

缓解症状

常按摩有助于缓解偏头痛、感冒、面部神经麻痹、面部痉挛、三叉神经痛、眼睛疾病等。

玉枕穴

位置

位于后脑，由头后方的发际正中直上约8厘米，旁开约4厘米，平枕外隆突上缘的凹陷处。

缓解症状

常按摩有助于缓解头重、晕眩、颈痛、风寒感冒、呕吐、癫痫、视物模糊、近视、鼻塞、落枕、耳聋、口疮、足痒等。

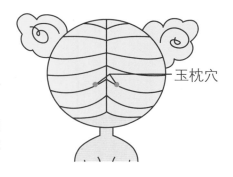

玉枕穴

面部

丝竹空穴

位置

位于眉梢外侧的凹陷处。

缓解症状

常按摩有助于缓解头痛、眼疾、面部神经麻痹、偏头痛、目眩等。

丝竹空穴

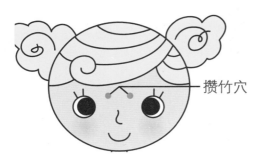

攒竹穴

攒竹穴

位置

位于眉毛内侧边缘凹陷处。

缓解症状

常按摩有助于缓解头痛、目眩、眉棱骨痛、近视、视力下降、急性结膜炎、流泪、面部神经麻痹等。

鱼腰穴

位置

位于眉毛的中央。

缓解症状

常按摩有助于缓解急性结膜炎、眼肌麻痹、面部神经麻痹、近视等。

鱼腰穴

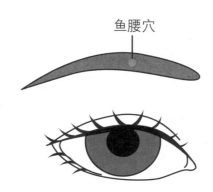

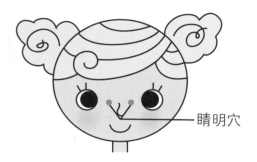

睛明穴

位置

鼻梁与内眦交接的凹陷处，左右各一。

缓解症状

常按摩有助于缓解角膜炎、视网膜炎、视神经萎缩、近视、远视等。

睛明穴

印堂穴

位置

位于双眉眉骨连线的中点。

缓解症状

常按摩有助于缓解前额痛、感冒头痛、眩晕、鼻病等。

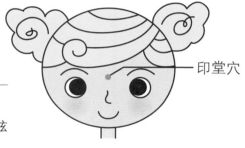

印堂穴

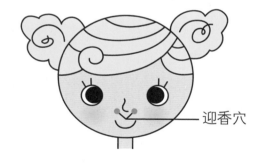

迎香穴

迎香穴

位置

位于鼻翼外缘中点处。

缓解症状

常按摩有助于缓解鼻炎、鼻出血、嗅觉减退、面部神经麻痹、面部痉挛等。

人中穴

位置

位于鼻唇沟正中偏上处。

缓解症状

常按摩可缓解休克、昏迷、中暑、癫痫、腰痛、急性腰扭伤等。

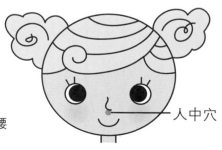

人中穴

胸腹部

肩井穴

位于大椎穴和肩峰端连线的中点，左右各一。

常按摩有助于缓解嗜睡、胸闷、乳腺增生、反胃、呕吐、手臂不举、颈部无法转动、中风等。

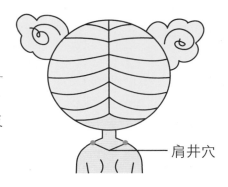

肩井穴

膻中穴

位于胸部正中线平第四肋间隙处，约在两乳头之间的位置。

常按摩有助于缓解支气管炎、胸膜炎、心绞痛、冠状动脉粥样硬化性心脏（简称冠心病）、心律失常、乳腺炎、乳腺增生、食管炎、食管痉挛等。

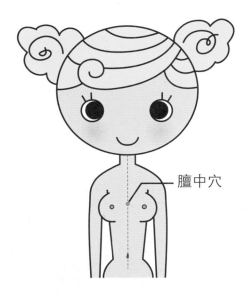

膻中穴

中脘穴

位置

位于人体前正中线上，脐上四横指宽处。

缓解症状

常按摩有助于缓解胃痛、胃痉挛、胃下垂、胃溃疡、胃炎、胃酸过多、胃积水、恶心、呕吐等。

— 中脘穴

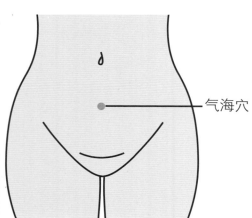

— 气海穴

气海穴

位置

位于身体前正中线上，脐下约两横指宽处。

缓解症状

常按摩可缓解精神疾病、膀胱炎、肾脏疾病、痛经、月经不调、神经性胃炎、肠道疾病等。

关元穴

位置

位于下腹部，人体前正中线上，脐下四横指宽处。

缓解症状

常按摩有助于缓解胃肠功能紊乱、精力减退、高血压、失眠、青春痘、荨麻疹等。

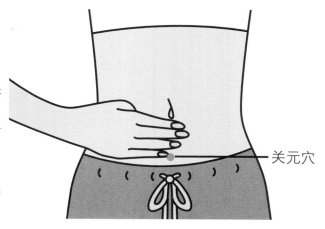

— 关元穴

背部

大椎穴

位置

位于后正中线上，当低头时最高的棘突下。

缓解症状

常按摩可缓解呕吐、流鼻血、肩颈酸痛、偏头痛、湿疹、荨麻疹、青春痘、痔疮、感冒、胃肠功能紊乱、气喘等。

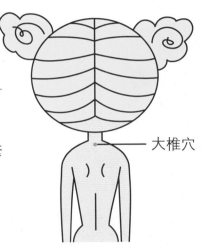

大椎穴

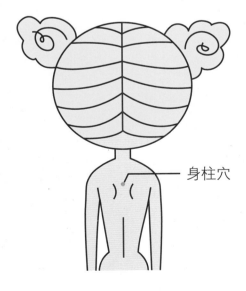

身柱穴

身柱穴

位置

位于第三胸椎棘突下凹陷中。

缓解症状

常按摩有助于缓解头部疼痛、肩颈酸痛、癫痫、抽筋等症状。

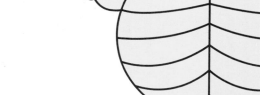

命门穴

位置

位于腰背部，人体后正中线上，与脐相对处。

缓解症状

常按摩有助于缓解腰痛、精力减退、耳鸣、头痛、月经不调等。

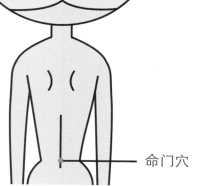

命门穴

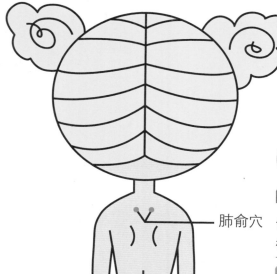

肺俞穴

肺俞穴

位置

位于背部脊柱两旁，第三胸椎两侧约两横指宽处。

缓解症状

常按摩有助于缓解支气管哮喘、咳嗽、结核引起的发热等。

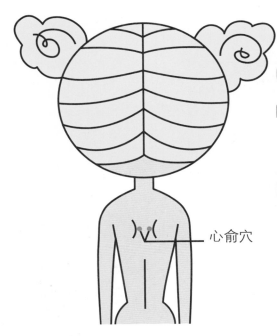

心俞穴

位于背部脊柱两旁，背部第五胸椎棘突下旁开两横指宽处。

缓解症状

常按摩有助于缓解心脏疾病、下消化道出血、神经衰弱、癫痫、肋间神经痛、支气管炎、心律失常等。

心俞穴

肝俞穴

位置

位于第九胸椎棘突下两侧旁开约5厘米处。

缓解症状

常按摩可治疗头晕、头痛、视疲劳、鼻塞、神经痛、高血压、神经衰弱、晕车、痔疮等，可舒缓肩颈肌肉僵硬，预防头痛，提神醒脑，防脱发，同时可增强记忆力，开发智力。

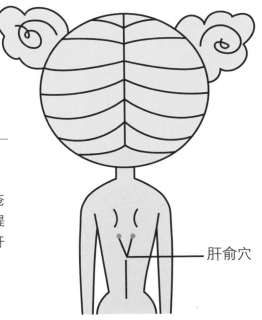

肝俞穴

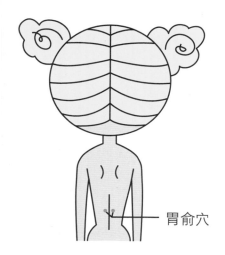

胃俞穴

位置

位于第十二胸椎棘突下两侧旁开约5厘米处。

缓解症状

常按摩可缓解因感冒所引起的头痛、颈部酸痛、关节疼痛、发热、咳嗽等。

胃俞穴

肾俞穴

位置

位于第二腰椎棘突下两侧旁开约5厘米处。

缓解症状

常按摩有助于缓解面部神经麻痹、面部痉挛、面颊红肿、牙痛、肩颈酸痛、耳痛、牙痛、眩晕、晕车、三叉神经痛等。

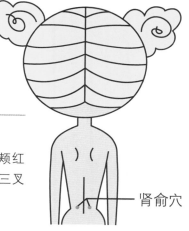

肾俞穴

次髎穴

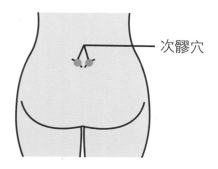

次髎穴

位置

位于腰椎与尾椎之间，在第二骶后孔中，脊柱两侧旁开约5厘米处。

缓解症状

常按摩有助于缓解月经不调引起的焦躁、足部发冷、下腹部抽搐等。

腕部

尺泽穴

位置

将手肘朝上稍微弯曲，于中央凹陷处，可以摸到一根大筋，大筋外侧即为尺泽穴。

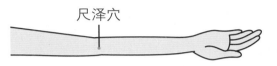

尺泽穴

缓解症状

常按摩有助于缓解咳嗽、气喘、咯血、胸胁胀满、咽喉肿痛等。

神门穴

位置

位于腕横纹近小指侧，有一条筋与腕横纹垂直相交之处，就是神门穴。

缓解症状

常按摩可治疗心烦、心痛、健忘、失眠、癫痫、心绞痛等，有镇静安神作用，对心脏病、精神病、神经衰弱有特效。

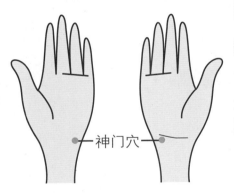

神门穴

曲池穴

位置

弯曲手肘，肘横纹外侧终点凹陷处。左、右手的曲池穴在对称位置。

缓解症状

常按摩有助于缓解手肘疼痛、肌肤粗糙、眼病、牙痛、上肢麻木疼痛、贫血、高血压等。

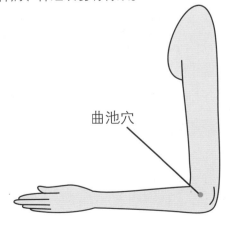

曲池穴

支沟穴

位置

位于桡骨、尺骨之间，腕背横纹上四横指宽处的两骨间凹陷处。

缓解症状

常按摩有助于缓解胸膜炎、肋间神经痛、心绞痛、产后少乳、带状疱疹、急性胆囊炎等。

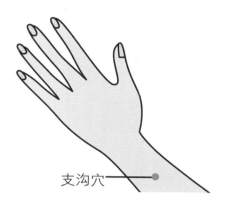

支沟穴

外关穴

位置

将手心朝下，腕背横纹上约三横指宽的凹陷处，尺骨和桡骨正中间。

缓解症状

常按摩有助于活络气血、补阳益气。

外关穴

合谷穴

位置

位于手背虎口拇指和食指间的凹陷处。

缓解症状

常按摩有助于增强免疫力，促进血液循环，减轻咽痛。

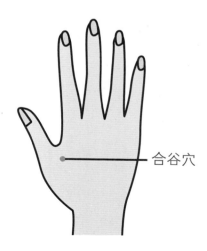

合谷穴

足部

足三里穴

位置

位于左、右膝盖外侧，向下约四横指宽处，胫、腓骨之间的凹陷处。

缓解症状

常按摩有助于增强体力、缓解疲劳、健脾和胃，预防多种疾病，如头痛、头晕、肥厚性鼻炎、腹痛、腹泻、呕吐、腹胀及过敏等，还能舒筋通络，治疗下肢酸痛、麻木及瘫痪等。另外，按摩此穴位能增强人体免疫系统功能，抗癌，防衰老。

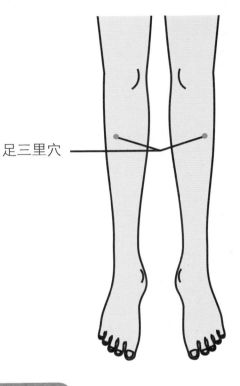

足三里穴

太冲穴

位置

位于足背第一至第二跖骨间隙的后方凹陷处。

缓解症状

常按摩有助于缓解肝炎、高血压、神经衰弱、功能失调性子宫出血、月经不调、乳腺炎、乳腺增生、近视、青光眼、结膜炎等。

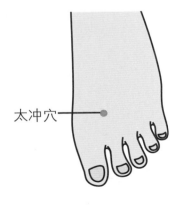

太冲穴

解溪穴

位于小腿和足背交界处的横纹中央凹陷处。

缓解症状

常按摩有助于缓解肾炎、肠炎、足下垂、踝关节及周围软组织病、血栓闭塞性脉管炎、血栓性静脉炎等。

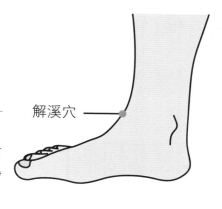

解溪穴

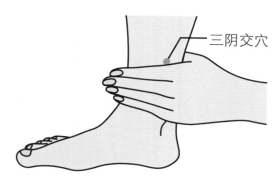

三阴交穴

三阴交穴

位置

位于小腿内侧，足内踝尖上约四横指宽处，胫骨内侧缘后方凹陷处。

缓解症状

常按摩有助于缓解泌尿生殖系统疾病、子宫出血、带下、睾丸炎、急慢性肾炎、阳痿、遗精、急慢性肠炎、高血压、失眠、湿疹、荨麻疹、糖尿病等。

承扶穴

位置

位于两侧臀下横纹的中点，也就是两侧臀部与两侧大腿交界处的正中央。

缓解症状

常按摩有助于通便消痔、舒筋活络，也可缓解坐骨神经痛、下肢瘫痪、小儿麻痹症后遗症、便秘、痔疮等。

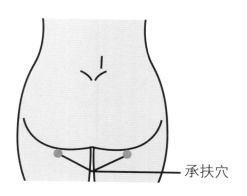

承扶穴

殷门穴

位置

位于承扶穴和腘窝（委中穴）连线上，承扶穴向下八横指宽处。

缓解症状

常按摩有助于缓解腰背疼痛、腰椎间盘突出、前列腺炎等。

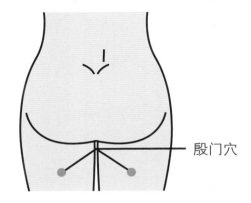

殷门穴

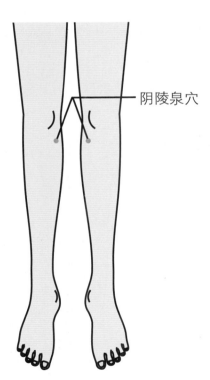

阴陵泉穴

阴陵泉穴

位置

位于小腿内侧，膝下胫骨内侧凹陷中，与阳陵泉穴相对（或当胫骨内侧髁后下方凹陷处）。

缓解症状

常按摩有助于缓解肾炎、腹水、肠炎、黄疸等。

委中穴

位于腘窝褶痕的正中央凹陷处。

缓解症状

常按摩有助于缓解坐骨神经痛、小腿酸痛、腹痛、颈项酸痛、腰部疼痛、臀部疼痛、膝盖疼痛等。

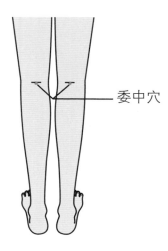

委中穴

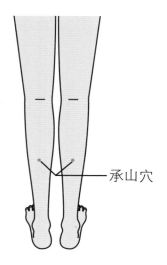

承山穴

承山穴

位置

位于小腿后面正中，当委中穴与昆仑穴之间，用力伸直小腿或上提脚跟时呈现的凹陷处。

缓解症状

常按摩有助于缓解便秘、腰酸背痛，有助于舒筋活络。

丰隆穴

位置

正坐屈膝时，此穴是外膝眼和外踝尖连线的中点，距胫骨约两横指宽处。

缓解症状

常按摩有助于缓解头痛、眩晕、咳嗽、多痰、耳痛、牙痛、晕车、三叉神经痛等。

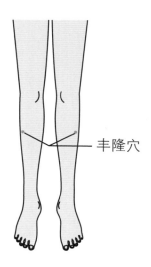

丰隆穴

上溪穴

为董氏奇穴，在踝关节前横纹上中央、两筋之间，与外踝尖下约3厘米处平齐。

缓解症状

常按摩有助于缓解长年头痛（特效）、头昏、头胀（特效）、偏头痛（特效）、胃及十二指肠炎等。

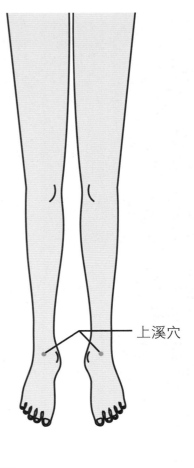

上溪穴

昆仑穴

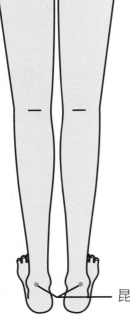

昆仑穴

位置

位于外踝后方，外踝尖与跟腱之间的凹陷处。

缓解症状

常按摩有助于缓解坐骨神经痛、踝关节炎、神经性头痛等。

按摩穴位有哪几种方法？

类别	包含手法	适应症状
解痉手法	推、揉、滚	缓解痉挛、舒筋活血，用于放松肌肉、消除紧张和疼痛感
开窍手法	叩、弹、掐、拍	提神醒脑、兴奋神经、消除昏厥等
顺气手法	按、摩、揉、推、搓、捏、摇、抖	疏通经络，运气活血。这类手法运用较广，对于各类适合穴位按摩的病症都有一定的效果
发散手法	按、拿、点	可以清热泻火，用于风寒、心情烦燥、精神萎靡、经络不通等
整复手法	摇、拔伸、刮	这类手法可止痛消瘀，适合于关节损伤、脱臼、错位、软组织病症的恢复和消肿止痛

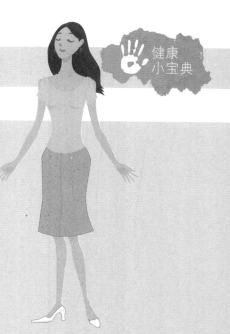

健康
小宝典

穴位的按压次数与呼吸方法

· 按压穴位时，呼吸要与之配合，身体放松，缓慢呼气、吸气。时间一般以持续5～10秒为宜。

· 时间过长地按压穴位，容易使身体麻痹、酸痛，因此按压过程中，应间歇2～5秒后，再继续按压。

· 按穴位瘦身需要长期坚持，应根据自己的情况来选择按摩方式和部位，且每日早晚必须各进行一次，才能达到预期效果。

基本按摩手法

按摩可以分为两种：一种是主动按摩，也就是自我按摩，是本书中主要介绍的手法；另一种是被动按摩，主要由专业的按摩师来进行。

常用的手法有八种，分别是：按、摩、推、拿、揉、捏、颤、打。

按 用手指按压穴位，在按压时讲究适当的节奏。腹部、背部或肌肉比较厚的地方，通常用这种手法。

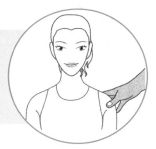

摩 即抚摩，主要是用手指或手掌，在抚摩时动作轻柔，可以缓解身体的压力。摩法多与按法和推法配合使用。

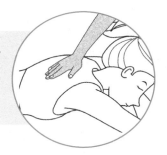

推 用手掌推动。一般推法与摩法配合使用。脂肪囤积比较多的地方，应多用推摩法。推摩手法变换多样。把双手集中在一起，使拇指并拇指，食指并食指，双手集中一起向前推动，这样的手法又叫做"双手集中推摩法"，是推摩法中比较常用的一种。

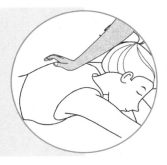

拿 即把皮肤轻微用力提起来，在腿部或肌肉丰厚处经常采用单手拿法。

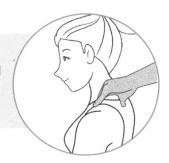

揉 也就是用手贴着皮肤，慢慢地画圈。例如，太阳穴等面积相对小的部位，可以使用手指揉法，而像背部面积大的部位，就可以采用手掌揉法。

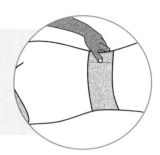

捏 即在适当部位用手指把皮肤从骨面上捏起来。与拿法的区别是：拿法的力度比较重，用手的全力，而捏法着重在手指上使力。

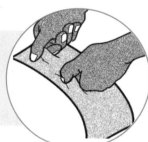

颤 即颤动的手法，要求震颤和抖动要迅速、短促并且均匀，每秒颤动10次左右。

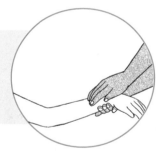

打 打法要求手劲轻重有度，柔软而灵活。

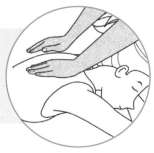

本书中常用的手法为按、摩、推、揉四种，其余四种则作为辅助配合。

Part 2

15 种特效穴位按摩

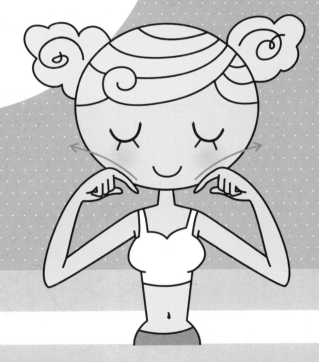

当身体出现一些小症状时，可能就是产生疾病的征兆，因此不可大意。

本章介绍15种特效穴位按摩方法，

让你在家就能照图按摩，通经络，强壮身体。

01 早晨醒脑

按摩穴位可刺激大脑，有助于改善记忆，集中精神，缓解疲劳。按压太阳穴、百会穴、风池穴，可缓解嗜睡症状。

太阳穴

位置 位于双眼外眦外侧旁开一横指宽（以食指量）的凹陷中。

方法 将四指并拢，先按摩上下眼睑，然后将按摩的手指从眼角处向太阳穴方向移动，按摩数分钟。按摩时应放松心情，挺胸收腹，则更有助于症状的缓解。

功效 经常按摩太阳穴可以促进大脑血液循环、缓解疲劳，因为操作非常简单，随时随地可以进行。该法有助于消除黑眼圈和眼部减压，可舒缓肩颈肌肉僵硬，预防头痛，提神醒脑，防脱发。

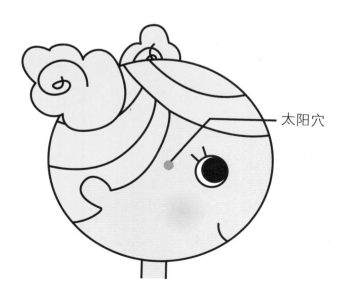

太阳穴

这些穴位中最有效的当属枕部（后脑勺）的风池穴，但自己可能不方便反手按摩，建议请伴侣或朋友帮忙按摩。除了以手指按摩之外，还可以将手掌贴在头上，以拇指指腹分别按压两侧的风池穴，稍加用力，至微感疼痛即可。

风池穴

位置 位于颈后枕骨下，左右大筋外侧凹陷处。

 方法 以双手拇指分别抵住两侧穴位，用力按压4~5次。

功效 常按摩有助于醒脑明目，消除黑眼圈，改善颈部僵硬，消除肩膀酸痛、偏头痛，也可缓解感冒、失眠、中风、头痛、头晕、视疲劳、宿醉、落枕、痛经等。不仅是治疗风邪感冒的特效穴位，更是治疗颈项疼痛时的常用穴位。

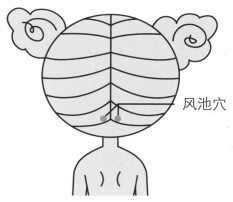

风池穴

百会穴

位置 位于两耳尖连线与头顶正中线交点处。

  方法 以中指按压，每次3~5秒，建议按压4~5次。

功效 常按摩有助于治疗头晕、头痛、视疲劳、鼻塞、神经痛、高血压、神经衰弱、晕车、痔疮等，可舒缓肩颈肌肉僵硬，预防头痛，提神醒脑，防脱发，也可增强记忆力。

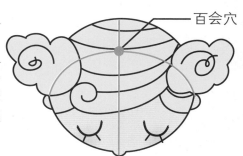

百会穴

按揉耳郭，明目醒脑

别小看耳朵，耳上分布着上百个养生、治病的常用穴位。
中医认为"肾开窍于耳"。经常搓揉耳郭，
可防病治病，健肾壮腰，养生延年。

搓揉耳郭 **3** 步骤，你可以这样做

1 以双手食指放在耳屏内侧，以食指、拇指由内向外提拉耳屏及耳垂，用力时由轻到重，建议以不感到疼痛为度，每次提拉3~5分钟，即可缓解头痛、头昏、神经衰弱、耳鸣等。

2 以拇指、食指沿着耳轮上下来回推摩，直至耳轮充血、发热，可起到健脑、强肾、聪耳、明目等功效。

3 以拇指、食指夹捏耳郭的尖端，向上提、揉、捏、摩，进行15~20次，直到局部发热、发红。
若是平时能多做，即可起到镇静、止痛、清脑明目、退热、抗过敏、养肾的功效，也可预防高血压、失眠、咽喉炎、皮肤病等。

孕妇按摩禁忌

1 按摩力度

为孕妇按摩时，手法应温柔平和，力度要轻重适宜，不可用力过猛，以至于刺激太强而造成相反效果，甚至危及孕期安全。力度应以孕妇感觉舒适为宜。

2 按摩部位

随着胎儿发育，腹部穴位最好避免按压刺激，以免伤害到重要组织，可以通过轻抚或热敷来代替。对于容易引起子宫收缩的敏感部位，如乳房、大腿内侧，不可过度刺激。

3 禁忌穴位

孕妇禁按合谷穴、少泽穴和三阴交穴。合谷穴位于虎口处，若在孕期按压，将会促进催产素的分泌，有催产作用。而常按少泽穴会刺激乳腺分泌，使子宫收缩。常按三阴交穴也会使子宫收缩。

准妈妈若有接受针灸治疗的需要时，请务必告知医师自己已怀孕。

02 晚上助眠

当你难以入睡，躺在床上睡不着，即使睡着也睡不沉，这种症状称为失眠。许多失眠症患者是因为极度紧张或不安、神经高亢，而妨碍睡眠状态。

涌泉穴

位置 位于脚底凹陷处，第二、三趾趾缝纹头端和脚跟连线的前三分之一处。

 方法 在搓、摩、敲、踩四种方法中，最简单且最容易操作的方法是踩。施行时建议坐在椅子上，脚底踩住一只网球，并以脚底施力来回转动网球，可按摩脚底穴位，也可穿上根据人体脚部穴位设计的按摩鞋，尤其是在涌泉穴处放置药片的保健鞋，可在行走、办公、做家务事的同时起到按摩与保健的作用。

功效 涌泉穴是人体长寿大穴，建议经常按摩涌泉穴，可使肾精充足、耳聪目明，也可使人精力充沛，增强性功能，并可壮实腰、膝，使腿脚行走有力。

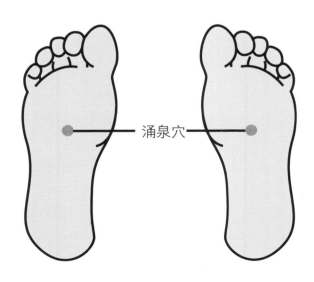

涌泉穴

这类失眠其实并不是真正的睡眠不足，往往是自己以为睡眠不足，越担心睡不着就越紧张，长此以往就会形成恶性循环。这种因精神紧张或身心俱疲而引起的失眠，只要按压穴位就能消除紧张，睡得很香甜。

神门穴

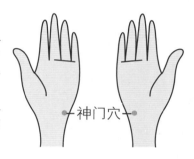

位置 位于腕横纹近小指侧，有一条筋与横纹垂直相交之处。

方法 按时请在心中默数10秒，然后休息5秒，这样算一个周期，建议每一次按压12～20个周期，一般3～5分钟。双手各有一个神门穴，可交替按摩。

功效 神门穴是心经的穴位，勤按摩可以宁心安神，也可改善失眠症状。

—神门穴—

肩井穴

位置 位于大椎穴与肩峰端连线的中点。

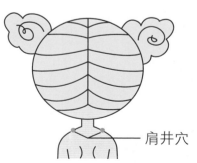

方法 以左手中指按压右肩肩井穴，力度以感到"舒服的微痛"为佳，若是单指的力度不足，建议将食指压在中指上，即可增强力度。每按揉10秒钟休息5秒钟，持续5分钟后左右交换，同样按摩5分钟。建议早晚各1次。

功效 失眠时，千万不要急着吃助眠药物，因为药物伤身，建议按摩肩井穴，只要轻敲或轻压数次，即可以消除肩膀酸痛，还能帮助入眠。

注意：由于此穴刺激甚大，怀孕者不可按压。

—肩井穴

03 促进食欲

食欲不振通常有两个原因：一是身体的问题。运动、工作需要胃消化食物以供应体力，而太过疲倦时，往往连吃饭的力气也没有，长期如此可能使得胃容量变小，因此运动过度可能会引起食欲不振；暴饮暴食、常吃夜宵会增加胃的负

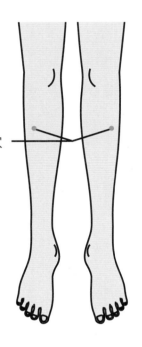

足三里穴

位置 位于左、右膝盖外侧，向下约四横指宽，胫、腓骨之间的凹陷处。

方法 以拇指按压足三里穴，一直按压至产生酸痛感，双脚各按20次。

功效 足三里穴是掌管胃、脾的要穴，常按压可增强人体免疫功能，也能补脾健胃，促进食物充分消化吸收。对暴饮暴食引起的胃肠功能减弱和身体疲劳引起的食欲不振也特别有效。

足三里穴 ——

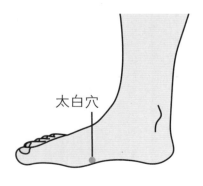

太白穴

太白穴

位置 位于足内侧缘，足大趾本节后下方，赤白肉际凹陷处。

方法 当精神压力过大、睡眠不足引起食欲不振时，建议以拇指刺激太白穴，以促进食欲。

功效 按摩此穴对消化道疾病（如便秘、消化不良、腹痛、呕吐）有很好的缓解作用。

担，引起食欲不振。缺乏体力的中老年人必须注意这一点。二是精神压力。精神压力大时会降低胃功能，心烦时，人会咽不下食物。精神状况会影响身体状况，尤其是胃的状况。如果想保持健康，最好的方式是不要积累压力，要学习如何缓解压力，以免增加胃的负担。

集合穴——巨阙穴、中脘穴、下脘穴、左梁门穴、右梁门穴

位置 集合穴是胃肠保健穴位，有巨阙穴、中脘穴、下脘穴、左梁门穴、右梁门穴五个穴位。

巨阙穴——人体前正中线上，距肚脐上六横指宽处。

中脘穴——人体前正中线上，距肚脐上四横指宽处。

下脘穴——人体前正中线上，距肚脐上两横指宽处。

左、右梁门穴——距中脘穴左右旁开两横指宽处。

方法 以拇指分别按压这几个穴位，按10次。

功效 平时常按压肚脐附近的集合穴，可增进食欲，促进消化，健脾和胃，也能缓解胃肠不适。

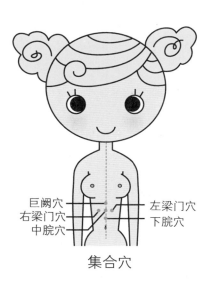

集合穴

04 促进消化

吃了东西却不能消化，是一件十分痛苦的事，可能大多数人会购买口服的胃肠功能调节药物来帮助消化，然而，靠药物毕竟不如"自然疗法"。

足三里穴

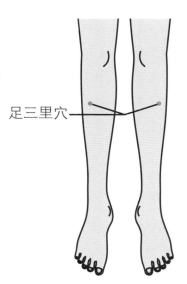

足三里穴

位置 位于左、右膝盖外侧，向下约四横指宽，胫、腓骨之间的凹陷处。

 方法 以拇指按压足三里穴，按压至有酸疼感为宜，双脚各按20次。

功效 足三里穴是一个应用十分广泛的穴位，但对有胃肠功能紊乱或食欲不振的人来说，足三里穴可是非常有效的一个穴位，只要轻敲足三里穴，就能促进食欲，帮助消化。

关元穴

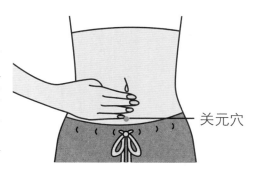

关元穴

位置 位于下腹部，人体前正中线上，距肚脐正下方四横指宽处。

 方法 按摩时，双手掌重叠并贴于关元穴，以顺时针方向旋转按摩，持续1~2分钟，再逆时针方向旋转按摩，持续1~2分钟。

功效 勤加按摩可促进胃肠蠕动，促进消化。

所以，大家不妨试试以下几个穴位的按摩，当出现难以消化的情况时，按摩足三里穴、合谷穴，都有助于消化。

合谷穴

 位置 位于手背虎口拇指和食指间的凹陷处。

 方法 以拇指用力按压合谷穴，持续3~5分钟。指压时应朝小指方向用力，而并非垂直手背直上直下地按压，这样更能发挥此穴位的功效。

功效 合谷穴是大肠经的原穴，常按此穴可镇静止痛，增强人体抵抗力，对于头部的不适，如头痛、耳鸣、牙痛、咽痛等有缓解作用。

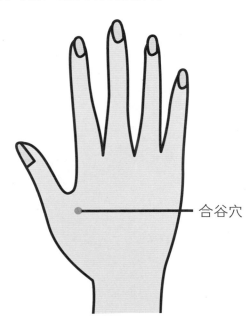

合谷穴

05 消除疲劳

因为精神上疲劳和不安、欲望得不到满足等紧张情绪而备感疲劳的人越来越多。

肩井穴

位置 位于大椎穴与肩峰端连线的中点。

 方法 先以右手按压左侧穴位，再换左手按压右侧穴位，每只手按5~10秒，共持续2~3分钟。

 功效 可以舒缓过度劳累的身体，亦可舒缓眼部及背部的疲劳。

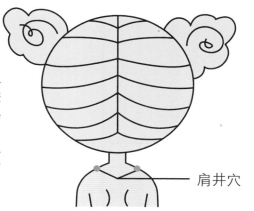

肩井穴

晴明穴

位置 位于鼻梁与内眦交接的凹陷处，左右各一。

 方法 以手指指尖按压穴位，每次5~10秒，可持续2~3分钟。

 功效 可以有效缓解眼、太阳穴的隐隐作痛，尤其是当你想要休息又痛得不能休息时，不妨多按，效果不错。如果按压本穴、肩井穴、关元穴，很快就能明显改善疲累的精神状况。

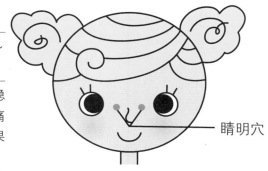

晴明穴

如果容易疲劳又找不到病因时，适当多进行穴位刺激，就可早一点消除疲劳。

关元穴

位置 位于下腹部，人体前正中线上，距脐正下方四横指宽处。

 方法 按摩时，双手掌重叠，贴于关元穴或附近，以顺时针方向旋转按摩，持续1～2分钟，再逆时针方向旋转按摩，持续1～2分钟。

功效 常按摩可促进胃肠蠕动，促进消化。

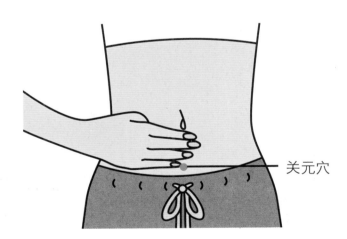

关元穴

06 健脑益智

　　自我按摩可以有利于大脑的血液供应，调节反应能力，缓解疲劳，消除紧张情绪。

百会穴

位置 位于两耳尖连线与头顶正中线交点处。

方法 以手指指尖轻拍穴位，或以食指按压穴位，每次5～10秒，可持续2～3分钟。

功效 此穴为多条经脉汇集之处，常按摩可醒脑开窍，增强记忆力。

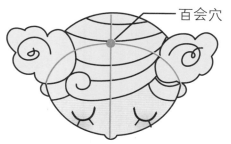
百会穴

风池穴

位置 位于颈后枕骨下，左右大筋外侧凹陷处。

方法 以拇指、食指按、拿或捏穴位，每次5～10秒，持续2～3分钟。

功效 常按摩可增进大脑血液循环、消除疲劳、使头脑清晰、增强记忆力。

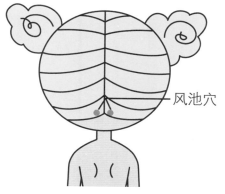
风池穴

自我按摩这些穴位可以安神定志、增强记忆力，对学生而言更是有健脑益智的作用。自我按摩只有坚持1个月以上，才能获得不错的效果。

睛明穴

位置 位于鼻梁与内眦交接的凹陷处，左右各一。

 方法 以拇指、食指按压穴位，每次5～10秒，可持续2～3分钟。注意不可压到眼球。

功效 常按摩可增进眼及脑血液循环，可明目，并缓解视疲劳，增强记忆力。

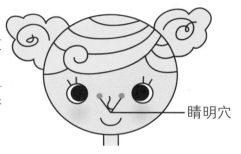

睛明穴

复溜穴

位置 位于小腿的内侧上，从内踝起，向上两横指宽处，在胫骨与跟腱之间的凹陷处。

 方法 按压时可将脚尖抬起，以拇指按压穴位，每次5～10秒，持续2～3分钟。

功效 可以补益肾阴，强化记忆力。

复溜穴

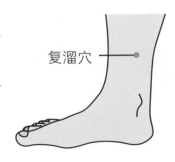

07 养心安神

对于早上起床后觉得胸中有点闷，情绪不佳，容易着急这种情况，如果直接到医院检查，虽然通常可能没有什么真正的脏腑器官病变，但我们又不可以轻视它。

太冲穴

位置 位于足背第一、二跖骨间隙的后方凹陷处。

方法 坐位时，右脚置放于左膝上，以左手中指指腹按压右脚太冲穴，从下向上按揉10秒、休息5秒，持续5分钟，然后左右交换，每日早晚各1次。

功效 揉太冲穴可以为心脏供血，对压抑的情绪有疏泄作用。当你情绪压抑、生气了，揉揉太冲穴，就能把你的气疏泄出去了。

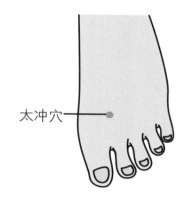

太冲穴

丘墟穴

位置 位于外踝前侧的凹陷处。

方法 以拇指按压穴位，每次5~10秒，持续2~3分钟。

功效 可使头脑清晰、情绪稳定，能提升承受心理压力的能力。

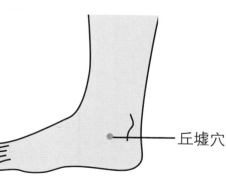

丘墟穴

从古至今很多例子都说明，当人情绪持续不佳时免疫力会下降，长此以往会影响脏腑。俗话说："心病还需心药医。"

若能学会以经络穴位来帮助自己"放下包袱"，配合心理调节，即有可能摆脱不安，让心情与精神保持在平和状态，就不容易生病了！

行间穴

位置 位于第一、二脚趾缝之间，两脚趾结合处的赤白肉际处（脚底和脚背的接合处），在太冲穴的前面。

方法 以拇指按压穴位，每次5~10秒，配合太冲穴向行间穴方向推，持续2~3分钟。

功效 按压太冲穴后向行间穴方向推，可缓解肝脏的郁结，使肝血源源不断地供应心脏。

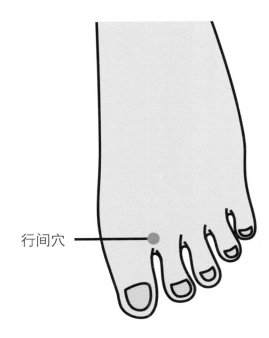

行间穴

08 缓解压力

很多人经常会有心浮气躁且虚弱无力的时候，到医院检查又查不出个所以然来，有一种"逛医院"的感觉。其实这是压力所产生的身心状况。压力累积到一定程度就会"爆发"，很多人会疲惫不堪，连自己都无法控制。这时候人

内关穴

位置 位于距腕横纹两横指宽处，位于两根肌腱之间。

方法 以拇指按压穴位，每次5~10秒，持续2~3分钟。

功效 当心焦气急、情绪激昂时，按压此穴即可心平气和。

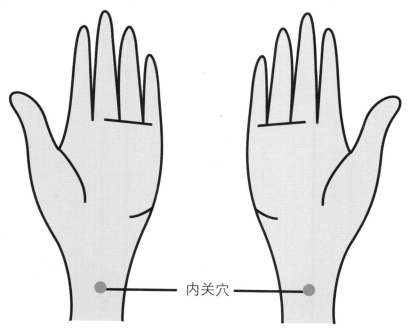

内关穴

会失去耐心，容易健忘，并且出现压力性溃疡等，甚至会患上抑郁症和神经官能症。

其实，压力往往是一点一滴积累而成的。有很多动作虽然不起眼，却能够有效地纾缓压力。敲打穴位的动作正是其中一种。平常若是觉得压力太大，其实大多可以通过按摩穴位来解压，缓和身心疲劳。

中封穴

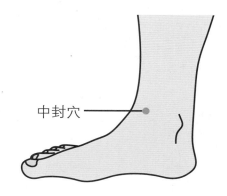

中封穴

位置 位于内踝前2厘米左右的凹陷处。

方法 以拇指按压穴位，每次5~10秒，持续2~3分钟。

功效 觉得心情低落、忧郁时，可按压此穴位调节情绪。

太冲穴

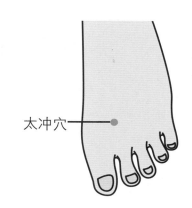

太冲穴

位置 位于足背第一、二跖骨间隙的后方凹陷处。

方法 坐位时，右脚置放于左膝上，以左手中指指腹按压右脚太冲穴，从下向上按揉10秒、休息5秒，持续5分钟，然后左右交换，每日早晚各1次。

功效 建议在内心不安时按压此穴，能平心静气。

09 预防衰老

保养得宜可以延缓身体的衰老，而缺乏保养和照顾，也会加速衰老。我们可以看到某些操劳过度的年轻人未老先衰，而一些老年人保养得宜、神采奕奕，面如童子般的红润，令人羡慕，这种非人工的"抗老回春术"，其基础在于脏腑的健康，保持脏腑气血旺盛、经络运行顺畅，让脏腑处于平衡的状态，

三阴交穴

位置 位于小腿内侧，足内踝尖上约四横指宽，胫骨内侧缘后方凹陷处。

方法 每日以拇指或食指按压此穴2~3次，每次持续2~3分钟，使局部产生酸胀感。

功效 长期按摩，可以调经，防治妇科病症，同时有强身健体和美容抗衰老的作用。女性可以多多刺激此穴，能够调整身体机能，预防衰老。

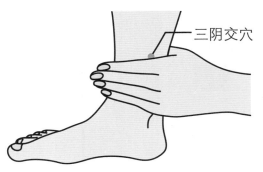

三阴交穴

神庭穴

位置 位于头部，前发际正中直上约1.5厘米处。

方法 以食指和中指按揉此穴，每日50~100次。

功效 常按摩可防止衰老，治头痛、晕眩，缓解抬头纹的产生。

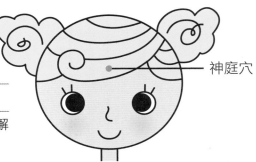

神庭穴

是抗衰老的原则。

　　先祖传承下来的中医抗衰老方法包括穴位按摩和食疗。人体的经络就像一条条的公路，每个穴位就像公路上的站牌，某些穴位刚好是许多经络的交汇点，如足三里穴、三阴交穴，还有调补气血的关元穴、气海穴。我们可以通过刺激穴位达到调整、平衡脏腑气血的目的，从而能抵抗衰老。

足三里穴

位置 位于左、右膝盖外侧，向下约四横指宽，胫、腓骨之间的凹陷处。

方法 以手指指腹按压50～100次，每次按足2秒钟。

功效 常按摩此穴能保养脏腑，使营养吸收正常，让五脏六腑都能得到良好的滋养，从而预防衰老。

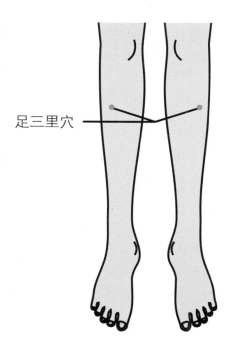

足三里穴

10 减肥去脂

按摩穴位是一种花很少的力气就能瘦的减肥方法。

曲池穴

 位置 弯曲手肘，肘横纹外侧终点凹陷处。左、右手的曲池穴在对称位置。

 方法 每次点按1分钟。需要注意的是，此穴容易造成流产，孕妇禁用。

功效 常按摩可以使手臂变细，促进局部脂肪分解，促进淋巴和血液循环。

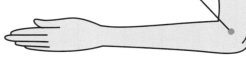

曲池穴

关元穴

 位置 位于下腹部，前正中线上，脐下四横指宽处。

 方法 将双手的中指重叠于穴位位置，呼气，以自己可以耐受的力度，反复按压数次。

功效 常按摩可修饰身体曲线，维持窈窕体态。

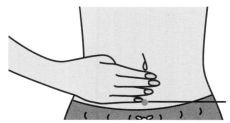

关元穴

当你按压特定穴位时，就会促进所属经络的疏通，进而刺激神经传导，让气血循环通畅，从而消除水肿，达到排除毒素、塑身减肥的功效！

四白穴

位置 双眼平视前方，位于瞳孔正下，与鼻尖位置平齐的凹陷处，左右各一。

方法 每日轻揉3分钟左右。

功效 常按摩可以消除面部脂肪，促进血液循环，改善近视。

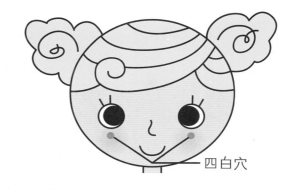

四白穴

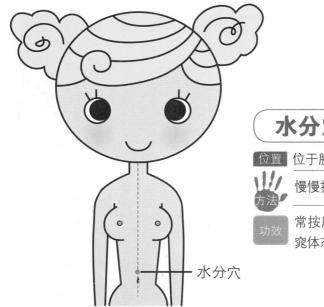

水分穴

水分穴

位置 位于脐上约2厘米处。

方法 慢慢按摩，建议按约20次。

功效 常按摩可以修饰身体曲线，维持窈窕体态。

尺泽穴

位置 将手肘朝上稍微弯曲，于中央凹陷处，可以摸到一根大筋，大筋外侧即为尺泽穴。

方法 以拇指或笔尖按压，每次按3秒钟即放开，按摩约20次即可。

功效 适当按摩有助于消除手臂脂肪。

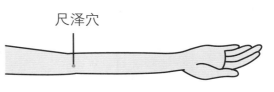

尺泽穴

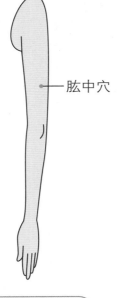

肱中穴

肱中穴

位置 位于上臂内侧，腋下和手肘连线中点的凹陷之处。

方法 按摩时以拇指强力按压，左右手互换，重复5次左右。

功效 适当按摩可以有助于消除上臂的赘肉，改善蝴蝶袖。

天枢穴

位置 位于脐两侧，旁开三横指宽处。

方法 建议于每日晚饭后半个小时至1个小时内进行按揉，两侧各按揉约3分钟。

功效 常按摩可润肠通便。天枢穴最易使以腹部为中心的脂肪分解，腹部脂肪一去除，其他部分的脂肪也会慢慢去除。

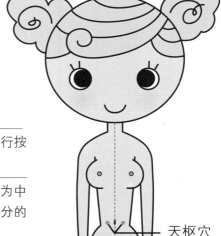

天枢穴

气海穴

 位置 位于前正中心线上，脐下约两横指宽处。

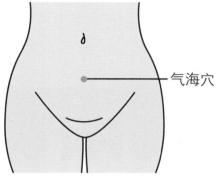

气海穴

方法 先以右掌心紧贴气海穴，按顺时针方向分小圈、中圈、大圈各按摩100～200次。再以左掌心，逆时针方向按压，如前法按摩相同次数，动作要轻柔缓慢，按摩至产生热感。

功效 常按摩可以助消化，改善腹部肿胀，可以预防小腹突出。

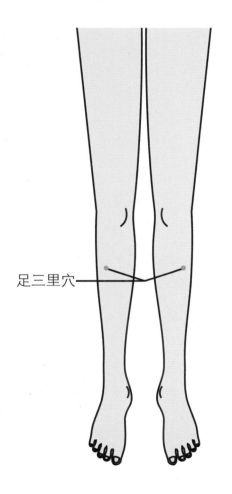

足三里穴

足三里穴

 位置 位于左、右膝盖外侧，向下约四横指宽，胫、腓骨之间的凹陷处。

 方法 以拇指按压足三里穴，至有酸胀感为度，双脚各按摩20次。

功效 常按摩可缓解消化系统疾病病痛，促进血液循环，并可改善易饥问题。

11 美容养颜

皮肤黑、暗沉的原因大致有四种：第一是易紧张、心情不佳、易怒者，易伤肝导致肝气郁结，肝脏的代谢失调，脸色较易偏黄，中医称此为"肝郁气滞证"；第二是因冬季暴食或饮食失调，容易损伤脾脏，脾脏运作不顺畅，易导致气血不易运行至面部，出现皮肤暗沉或黑斑、汗斑等黄褐色斑点，中医称此为"脾虚湿蕴证"；第三是因过度疲劳易伤肾，肾脏在中医中是水火之脏，伤

三阴交穴

位置 位于小腿内侧，足内踝尖上约四横指宽，胫骨内侧缘后方凹陷处。

方法 每日以拇指或食指按压此穴2~3次，每次持续2~3分钟，使局部产生酸胀感。

功效 常按摩可以调整肝肾功能，缓解内分泌失调症状，使肤色亮白。

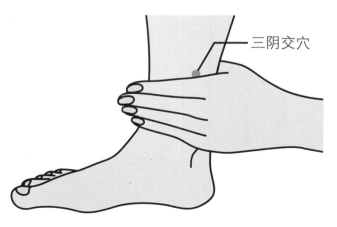

三阴交穴

肾会使水亏火旺，虚火上升，郁结不散，和美丽净白的面部无缘，中医称此为"肾水不足证"；第四是晒太阳晒出来的黑皮肤。不管你是哪一种原因引起的皮肤暗沉，除了自己本身的个性或生活饮食需要改善之外，要使皮肤白净、肤色均匀，还需通过调整五脏六腑的机能、气血阴阳来美化和维持。当体内脏腑的气血充足时，体内经络可保持通畅，阴阳协调，精力充沛，皮肤自然由内到外，红润又好看。

曲池穴

位置 弯曲手肘，肘横纹外侧终点凹陷处。左、右手的曲池穴在对称位置。

方法 以点压的方式刺激，每点压5秒后放开，力度适中，直至产生酸胀感，每次5~10分钟。

功效 常按摩可以清热解毒，调理皮肤，使肤色均匀。

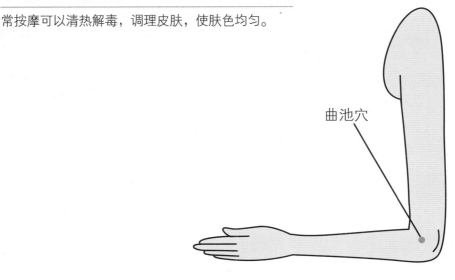

曲池穴

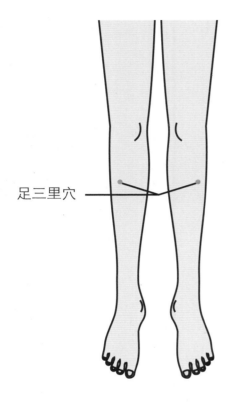

足三里穴

位置 位于左、右膝盖外侧，下约四横指宽，胫、腓骨之间的凹陷处。

方法 以点压的方式刺激，按压5秒，力度适中，直至产生酸胀感，每次5～10分钟。

功效 常按摩可健脾补气，增强元气，使面部白皙、红润，有光泽。

足三里穴

肾俞穴

位置 位于第二腰椎棘突下，旁开约5厘米（约为两横指宽）处，在命门穴的两侧。

方法 以点压的方式刺激，按压5秒，力度适中，直至产生酸胀感。

功效 常按摩可以舒通肾经，使肾气通畅，使气血上达面部，皮肤自然亮白，气色好。

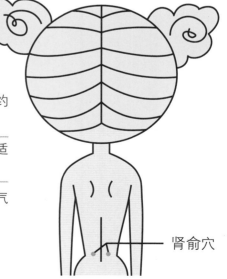

肾俞穴

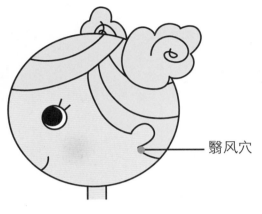

翳风穴

位置 将耳垂向后贴，和枕骨接触位置的凹陷处即是此穴。

方法 用双手拇指或食指缓缓用力按压穴位，缓缓呼气，持续数秒，再慢慢放手，如此反复操作，每次5~10分钟。

功效 经常轻压此穴可改善双颊下垂，有提拉面部线条的功效。

翳风穴

关元穴

位置 位于下腹部，人体前正中线上，距肚脐正下方四横指宽处。

方法 以点压的方式刺激，每点压5秒后放开，力度适中，直至产生酸胀感，每次5~10分钟。

功效 常按摩可补肾气，调整内分泌，使面色明亮、白皙。

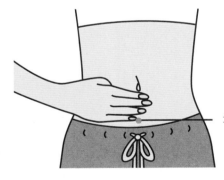

关元穴

12 缓解更年期症状

女性在面临绝经时，激素的分泌大多会有很大的改变。因此，生理和心理上会出现许多变化，称为更年期障碍综合征。通常在绝经的前后期，大多会发生肩部酸痛、头昏眼花、畏寒、心情焦躁、难以入睡等症状。这些症状，大多可以利用穴位刺激来缓和。

三阴交穴

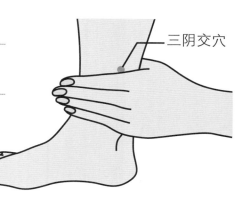

三阴交穴

位置 位于小腿内侧，足内踝尖上约四横指宽，胫骨内侧缘后方凹陷处。

 方法 每日以拇指或食指按压此穴2～3次，每次持续2～3分钟，使局部产生酸胀感。

功效 此穴与女性的血液循环、激素的调节有密切关系，常按揉此穴可使皮肤滑嫩细致，缓解痛经。

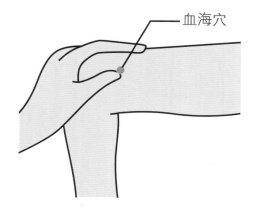

血海穴

血海穴

位置 位于大腿内侧，从髌骨内侧的上角，向上约三横指宽处。

 方法 每日用拇指按压此穴2～3次，每次持续2～3分钟，使局部产生酸胀感。

功效 常按摩可使血路通顺。

13 舒缓生理期不适

生理痛因人而异，除了下腹痛之外，也可能会有头痛、乳房肿胀和严重的不安全感，很多人非得睡上几天或进行止痛才能缓解症状。一般没有特别病因的月经不调，都可以通过穴位按摩缓和症状。

血海穴

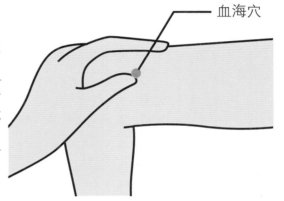

血海穴

位置 位于大腿内侧，从髌骨内侧的上角，向上约三横指宽处。

方法 以拇指置于此处，其他四指置于外侧，以放松后猛抓大腿的方式反复按摩5次。

功效 常按摩可健脾化湿，调经统血。

阴陵泉穴

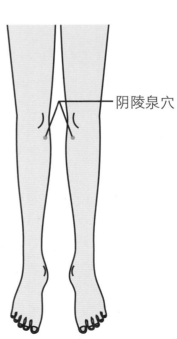

阴陵泉穴

位置 位于小腿内侧，胫骨内侧髁后下方凹陷处。

方法 每日以拇指或食指按压此穴2~3次，每次持续2~3分钟，使局部产生酸胀感。

功效 常按压可消除膝盖痛、眩晕、腹水、腹痛、食欲不振、腰痛、尿失禁、遗精、阳痿、月经不调、痛经等。

三阴交穴

 位置 位于小腿内侧，足内踝尖上约四横指宽，胫骨内侧缘后方凹陷处。

方法 每日以拇指或食指按压此穴2～3次，每次持续2～3分钟，使局部产生酸胀感。

功效 三阴交穴与女性的血液循环、激素的调节有密切关系，常常按揉此穴可使皮肤滑嫩、细致，也可缓解痛经。

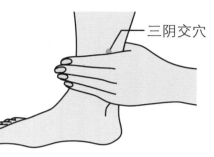

三阴交穴

太溪穴

 位置 内踝尖后方，跟腱前的凹陷，就是太溪穴。

 方法 按揉太溪穴最佳时间为晚上9点，每次按揉30下。按揉的时候以手掌包住脚跟，用拇指按压穴位。按揉时一定要有酸痛的感觉。

功效 常按摩可缓解手脚冰凉、女性月经不调、关节炎、精力不济、手脚无力、风湿痛等。

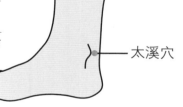

太溪穴

中极穴

 位置 位于脐下约13厘米处。

方法 (1) 正坐或仰卧，双手置于小腹上，双手中指指尖互相重叠，以中指指腹按揉10秒、休息5秒的规律进行5分钟。

(2) 深呼吸提肛训练：深呼吸，吸气时上提肛门坚持6秒钟，呼气时放松肛门6秒钟，每次进行5分钟。

 功效 常按此穴利湿热，能调理子宫、睾丸功能；对于男性不育、女性不孕、痛经、白带异常、膀胱炎等具有缓解作用。

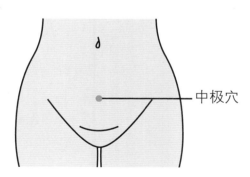

中极穴

14 预防感冒

预防感冒的重点应放在日常生活保健上。若久坐办公室，长期在空调下工作，身体的抵抗力减弱，容易受风寒。如果有头痛、发热、咳嗽、咽喉痛、流鼻涕、肩颈酸痛，可通过按摩、刮痧、拔罐、刺放血、针灸等方法增强免疫力、提高抵抗力，还可以使初得感冒者缩短病程。若用针灸，疗效更佳。平日

合谷穴

 位置 位于手背虎口拇指和食指间的凹陷处。

方法 以拇指用力按压，持续3～5分钟。

功效 常按摩能增强免疫力。

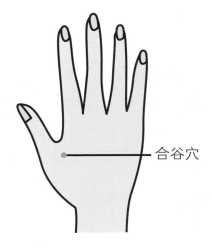

—— 合谷穴

风池穴

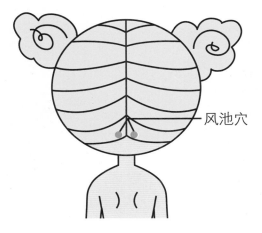

—— 风池穴

位置 位于颈后枕骨下，左右大筋外侧凹陷处。

 方法 将双手拇指指腹分别按于同侧风池穴，其余四指附于头部两侧，力度由轻至重，按揉1分钟。

功效 常按可疏风清热，开窍镇痛。

没事时常按压，在家里或办公室都可施行，以达到保健的作用。

曲池穴

位置 弯曲手肘，肘横纹外侧终点凹陷处。
左、右手的曲池穴在对称位置。

 方法 每次点按1分钟。需要注意的是，按揉
此穴容易造成流产，孕妇禁用。

 功效 常按可清热泻火。

曲池穴

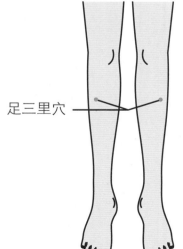

足三里穴

足三里穴

位置 位于左右膝盖外侧，向下约四横指宽，胫、腓
骨之间的凹陷处。

 方法 以点压的方式刺激，每次按压5秒后放开，力度
适中，至有酸胀感即可，每次5～10分钟。

 功效 经常按压可帮助消化，增强体质。

尺泽穴

 位置 将手肘朝上稍微弯曲，于中央凹陷处，可以摸到一根大筋，大筋外侧即为尺泽穴。

 方法 以拇指或笔尖按压，每次按压3秒钟即放开，约按20次即可。

功效 常按可缓解咽喉疼痛、感冒、哮喘、鼻塞等。

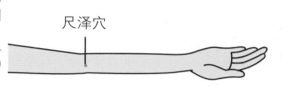

尺泽穴

迎香穴

位置 位于鼻翼外缘中点处。

 方法 以拇指用力按压，持续3~5分钟。

(1) 以指尖点压按摩，以双侧同时刺激比较有效，每次约1分钟，按摩后喝一杯热开水。

(2) 以拇指外侧沿笑纹及鼻翼两侧，做从上到下、呈三角形范围的按摩。每次约1分钟，按摩后喝一杯热开水。拇指属手太阴肺经，和迎香穴所属的大肠经具有"阴阳表里"关系。

功效 常按摩可缓解水肿、鼻炎、流鼻涕、鼻塞等。

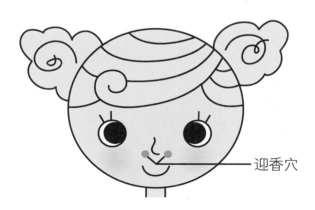

迎香穴

15 消除足部疲劳

为了工作，常会出现足部疲倦、足部沉重、暂时性疼痛、水肿症状。以下几个穴位对于腿部抒压十分有效，推荐你试试。

委中穴

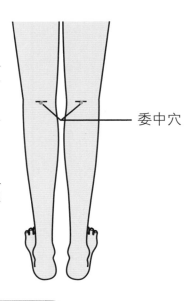

位置 位于腘窝褶痕的正中央凹陷处。

 方法 (1) 坐姿，双脚平放地上，双手指相对，双手握大腿两侧，拇指在上，其余四指在下，以中指指腹按揉穴位10秒、休息5秒，持续施行5分钟，每日早晚各1次。

(2) 左、右按摩各约5分钟，每日早晚各1次。

功效 委中穴是排除足部疼痛最有效的穴位，它也能缓解腰痛、小腿抽搐、腹痛等。

委中穴

三阴交穴

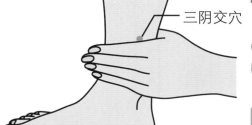

三阴交穴

位置 位于小腿内侧，足内踝尖上约四横指宽，胫骨内侧缘后方凹陷处。

 方法 每日以拇指或食指按压此穴2～3次，每次持续2～3分钟，力度适中，使局部产生酸胀感即可。

 功效 按压此穴可消除腿部酸痛。

足三里穴

位置 位于左、右膝盖外侧，向下约四横指宽，胫、腓骨之间的凹陷处。

方法 用点按的方式来刺激，每次点按5秒后放开，力度适中，至产生酸胀感即可，每次施行5~10分钟。

功效 常按压有助于增强免疫力，并能缓解足部酸痛等。

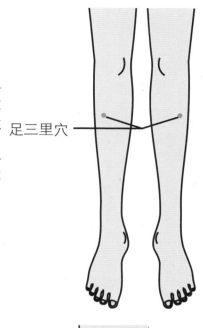

足三里穴

 丘墟穴

位置 位于外踝前侧的凹陷处。

方法 先将肌肉放松，缓缓呼气，同时屏气6秒，然后放松、吸气，如此重复10次。

功效 按摩此穴可缓解足踝疼痛疲劳、足部血液循环不良及小腿抽筋等。

丘墟穴

 悬钟穴

位置 位于外踝尖上方约10厘米处。

方法 每日用拇指或食指按压此穴2~3次，每次持续2~3分钟，使局部产生酸胀感。

功效 按摩此穴能缓解下肢及踝关节疼痛，消除足部疲累感。

悬钟穴

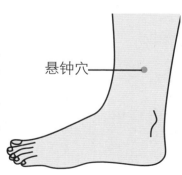

公孙穴

 位置 位于足部内侧凹陷处的正中央，第一跖骨基底下方。

方法 每日以拇指或食指按压此穴2～3次，每次持续2～3分钟，使局部产生酸胀感。

功效 按摩此穴能有效缓解足部疼痛不适。

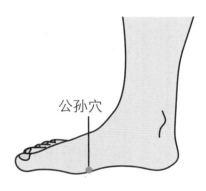

公孙穴

 昆仑穴

位置 位于外踝尖的后方约1厘米的凹陷处。

 方法 每日用拇指或食指按压此穴2～3次，每次持续2～3分钟，使局部产生酸胀感。

 功效 按摩此穴能缓解坐骨神经痛所引起的腿部不适，或脚踝扭伤所致的疼痛。

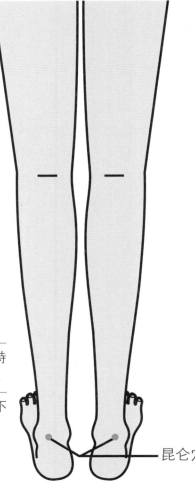

昆仑穴

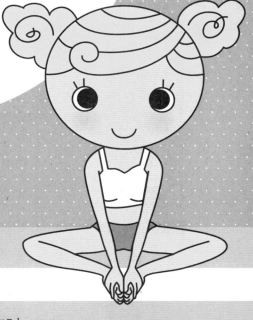

Part 3

按一按，
疼痛速解

当有急性症状产生，却没有专业医师在旁时，

当有医疗资源可用，却害怕产生不良反应时，

不如试试以下的穴位急救法，

可以帮助你迅速缓解症状，消除疼痛。

腰痛

或许你会发现现在的人时常腰背痛，但常查不清楚为何疼痛，其实腰酸背痛是一种"文明病"，并不是老年人的专利，症状时轻时重，轻微时感觉酸麻，严重时也会痛到直不起腰，甚至无法走路。

肾俞穴

位置 位于第二腰椎棘突下，旁开约5厘米（约为两横指宽）处，在命门穴的两侧。

方法 可以正坐或站立，紧握双拳伸向背后，以双手食指第二节关节从上到下按压穴位10秒、休息5秒，重复这个过程，共5分钟，每日早晚各1次。

功效 常按摩此穴可以滋阴补气，强化腰背功能，令人耳聪目明。能有效缓解腰酸背痛、坐骨神经痛等。

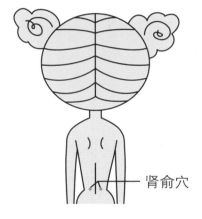

肾俞穴

委中穴

位置 位于腘窝褶痕的正中央凹陷处。

方法 采取坐姿，双脚平放，双手握住大腿两侧，拇指在上，其余四指在下，以中指指腹按压穴位10秒、休息5秒，力度适中，每次持续5分钟，每日早晚各1次。

功效 常按摩此穴可促进排泄，防止中暑，强化腰膝功能，缓解腰酸背痛、坐骨神经痛、膝关节痛、小腿抽搐、下肢瘫痪等。

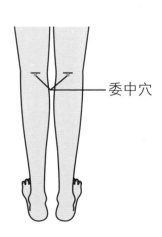

委中穴

目前腰酸背痛常见于学生、白领、工人、孕妇、更年期妇女，一部分原因是工作压力大，腰背肌肉长期紧绷，没有充分休息，一部分原因是姿势不良。最常见的诱因是腰部扭伤、腰背肌筋膜炎，按摩以下穴位即能有效缓解症状。

阳陵泉穴

位置 位于膝关节外侧，腓骨头（膝关节外侧，向外摸到的小而圆的骨突起）的稍前下方的凹窝处。

方法 采取正面坐姿，左手轻轻握拳，以食指第二指关节按压左脚10秒、休息5秒，力度适中，持续5分钟后换右脚。每日早晚各1次。

功效 常按摩此穴有利于肝胆排毒，利湿热，强化筋骨，有效缓解肝胆病、高血压、消化不良、便秘、胃溃疡、腰痛、膝盖疼痛、足麻、足部抽筋、坐骨神经痛、胆囊炎等。

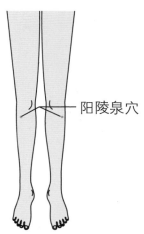

—— 阳陵泉穴

承山穴

位置 位于小腿后面正中，在委中穴与昆仑穴之间，用力伸直小腿或上提脚跟时所呈现的凹陷处。

方法 进行较长时间按压，每次按3～5秒，重复20～30次。

功效 常按摩此穴可有效缓解小腿肚抽筋（腓肠肌痉挛）、膝盖酸胀、便秘、腰背酸痛、腰腿疼痛、痔疮、脱肛等。

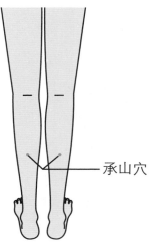

—— 承山穴

膝痛

身体的老化常包含膝部乏力、膝部钝痛、不能坐下、关节积液等。

膝眼穴

位置 采取正面坐姿，将膝盖弯曲成直角，韧带两侧凹陷处即是膝眼穴。左、右腿都有内、外膝眼穴，共4个穴位。

方法 以双手拇指或单手食、中两指同时按揉内、外膝眼穴。

功效 经常按摩膝眼穴可缓解膝关节疼痛等腿部不适。

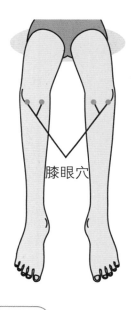

膝眼穴

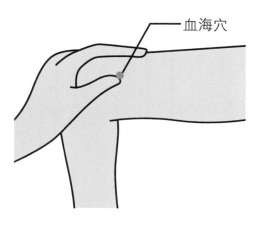

血海穴

血海穴

位置 位于大腿内侧，从髌骨内侧的上角，向上约三横指宽处。

方法 以双手五指分别抓住双侧膝盖，以拇指按压穴位。

功效 常按此穴可促进血液循环，缓解膝关节疼痛。

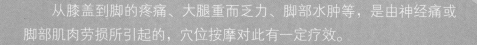

从膝盖到脚的疼痛、大腿重而乏力、脚部水肿等，是由神经痛或脚部肌肉劳损所引起的，穴位按摩对此有一定疗效。

阳陵泉穴

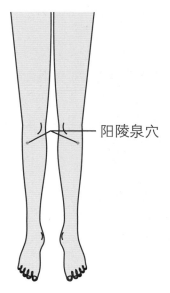

阳陵泉穴

位置 位于膝关节外侧，腓骨头（膝关节外侧，向外摸到的小而圆的骨突起）的稍前下方的凹窝处。

 方法 采取正面坐姿，左手轻轻握拳，以食指第二指关节按压左脚10秒，休息5秒，力度适中，持续5分钟后换右脚。每日早晚各1次。

功效 常按此穴可帮助缓解腰痛、膝盖疼痛、脚麻、关节肿痛、抽搐、腰腿疲劳、坐骨神经痛、胃溃疡、消化不良、胆囊炎、高血压等。

阴陵泉穴

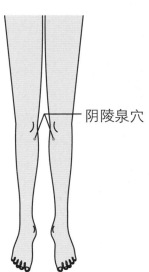

阴陵泉穴

位置 位于小腿内侧，胫骨内侧髁后下方凹陷处。

  方法 以拇指按压凹陷处10秒，要求产生酸麻感。

功效 常按此穴能有效缓解膝盖疼痛及胫骨酸痛。但当疼痛剧烈时，不可过度用力。

肩颈痛

因为现代环境改变，患颈椎病的人越来越多。年轻人长时间低头看书、长期在电脑前工作，易得颈椎病。最典型的症状就是颈椎两侧的肌肉僵硬，弹性不佳。

风府穴

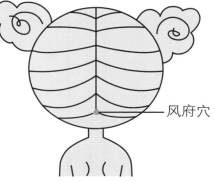

风府穴

位置 顺着后正中线上的颈椎向上摸，到枕骨时有一个凹陷，这就是风府穴。

方法 以拇指的指腹顶住穴位，向上用力按200下，然后开始转头，正、逆时针方向分别旋转5圈。

功效 常按此穴能有效缓解头痛、感冒、眩晕、颈项僵硬、中风不语、落枕等。

手三里穴

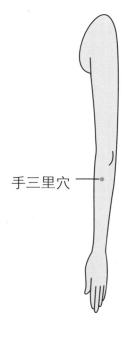

手三里穴

位置 位于曲池下约三横指宽处。

方法 以另一只手的拇指指腹从内侧向外侧拨，以有酸胀感为度。

功效 常按此穴能有效缓解肩背痛、落枕、臂肘痛、偏瘫等。对于颈椎病所造成的手指麻痹，有很好的缓解功效。

颈椎病存在肌肉和骨骼的失衡，因此要预防颈椎病，除了保持良好的生活工作习惯外，还应多进行功能性的锻炼和自我按摩。

穴位按摩可使颈部肌肉松弛，加速血液循环，疏通经络，令气血运行通畅；能有效预防和减轻颈椎疾病。

风池穴

位置 位于颈后枕骨下，左右大筋外侧凹陷处。

方法 (1) 将双手拇指分别放在颈部风池穴，其他四指轻抚头部，拇指从轻到重按压风池穴20～30次。

(2) 以双手按压颈后的肌肉，可沿着风池穴向下一直按压到大椎穴，连续按压20～30次。

(3) 除拇指外其余四指并拢，放置在大椎穴处，快速按摩此穴位，直至发热为止，反复按摩20～30次。

功效 常按此穴能祛风解热、聪耳明目、疏通经络，对于影响颈项、耳部、眼部、头部等处的疾病，如感冒、头痛、眼病、鼻炎、耳鸣、高血压、偏瘫等有极好的治愈功效。

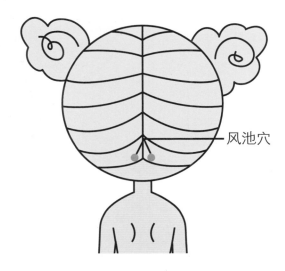

风池穴

后溪穴

 位置 以手握拳，掌指关节的近侧掌横纹头处生命线的尽头就是该穴。

方法 常按此穴可促进血液循环。如果坐在电脑前，也可以将双手后溪穴部位放在桌沿上，运用腕关节的力量带动双手来回滚动，能刺激穴位，产生轻微的酸痛感，每日3～5分钟。

功效 常按此穴能缓解颈椎、腰椎的酸痛，也能保护视力。

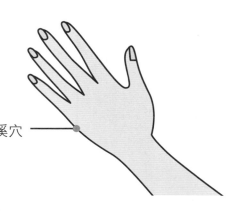

后溪穴

肩井穴

位置 位于大椎穴和肩峰端连线的中点，左右各一。

 方法 以右手食指按揉左肩井穴10秒、休息5秒，力度适中，共计5分钟。然后换左手食指按揉右肩井穴5分钟，方法同上。每日早晚各1次。

 功效 常按此穴能有效调理气血循环，舒通经络，并能缓解头痛、落枕、颈痛、肩背痛、乳腺炎等，但孕妇不宜按摩肩井穴，应注意。

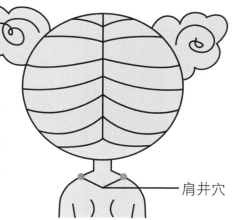

肩井穴

肩周炎

肩周炎在以前对五六十岁的家庭妇女来说是个恼人的毛病，常让她们在操持家务事时遭遇困扰。但其实现在肩周炎多发生于年龄40～60岁的中年人，以及长期肩关节不活动者、糖尿病患者。通常要经过半年或1年的康复训练才能恢复，但也有无法恢复者。因此，最好在症状轻微时，就利用穴位刺激来缓和疼痛，以消除运动障碍。

肩井穴

位置 位于大椎穴和肩峰端连线的中点，左右各一。

 方法 以右手食指按压左肩井穴10秒、休息5秒，力度适中，共计5分钟。然后，换用左手按压右肩井穴5分钟，方法同上。每日早晚各1次。

功效 常按此穴能缓解肩周炎、肩膀酸痛、落枕、疲劳等。

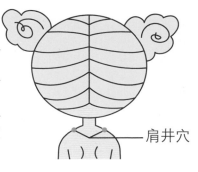

肩井穴

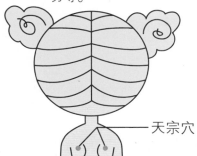

天宗穴

天宗穴

位置 位于肩胛骨中央稍有凹陷处。

 方法 以拇指按压肩胛骨上的天宗穴。

 功效 常按此穴可缓和连手臂都不能举高的肩膀酸痛、肩臂酸痛、肩周炎等。

天柱穴

位置 位于枕骨正下方的凹陷处，此处有两块突起的肌腱（斜方肌在上项线的起点），天柱穴位于此肌肉外侧的凹陷处。

 方法 以拇指指腹从下而上轻力按揉即可。

 功效 常按此穴可缓解头部的神经痛、肩周炎、落枕或视疲劳等。

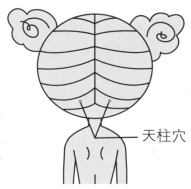

天柱穴

头痛

每个人都有头痛的经验，有的人时常服用止痛药，或通过睡觉休息，让头痛自然缓解。穴位按摩也可以有效缓解头痛。

合谷穴

位置 位于手背虎口拇指和食指间的凹陷处。

方法 以拇指按压合谷穴，力度适中，持续3~5分钟。

功效 常按此穴能促进全身血液循环，提神醒脑，缓解头晕、头痛等。

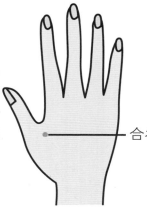
合谷穴

太阳穴

位置 位于双眼外眦外侧旁开一横指宽的凹陷中。

方法 将拇指按压左右的太阳穴，用力压至胀痛，并按顺时针方向旋转2~3分钟，可缓解头痛。注意，每次按压后要稍微抬起拇指，并换气后再进行按压。

功效 常按此穴可缓解风邪气滞，清热明目。对于头部、眼部、颞部、面颊部疾病，如头痛、眼痛、偏头痛、感冒、面神经麻痹、三叉神经痛等有缓解作用。

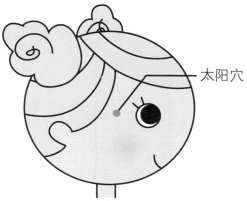
太阳穴

对缓解头痛有帮助的穴位，首推合谷穴与两侧眉棱骨外的太阳穴。

百会穴

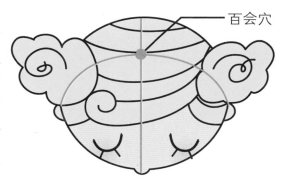

百会穴

位置 位于两耳尖连线与头顶正中线交点处。

方法 握拳，以拇指关节按压穴位10秒、休息5秒，力度适中，持续5分钟，每日早晚各1次。

功效 常按此穴能使人茅塞顿开，宁神静心，调理肝脏疾病，提升阳气。对头痛、眩晕、高血压、子宫脱垂、神经衰弱、失眠等有缓解作用。

太冲穴

位置 位于足背第一、二跖骨间隙的后方凹陷处。

方法 采取正面坐姿，右脚置放于左膝上，以左手中指指腹按压右脚太冲穴，从下向上按揉10秒、休息5秒，力度适中，持续5分钟，然后左右交换，同样按揉5分钟。每日早晚各1次。

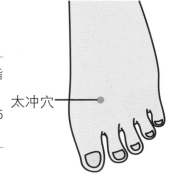

太冲穴

功效 常按此穴能调理肝脏疾病、明目。并且对于头痛、眩晕、高血压等也有一定的缓解作用。

关节痛

早晨醒来，是否出现手指僵硬不灵活、手脚麻痹的症状？关节疼痛范围会慢慢地从小关节扩大到大关节。

解溪穴

位置 位于小腿与足背交界处的横纹中央凹陷处。

方法 以手掌包住脚跟，以拇指按压穴位。

功效 常按此穴可缓解足踝关节痛、偏瘫、头痛等。

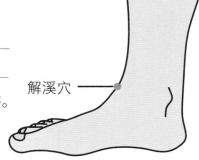

解溪穴

太溪穴

位置 内踝尖后方，跟腱前的凹陷，就是太溪穴所在。

方法 按揉太溪穴最佳时间为晚上9点，每次按揉30下，力度适中。按揉时可以采取正面坐姿及平放脚底，并以手掌包握脚跟，以拇指按压穴位，待产生酸痛感即可。

功效 常按此穴能促进足部血液循环，消除脚踝的僵硬。

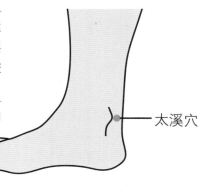

太溪穴

以疼痛的关节为中心，斟酌力度进行按摩，可有效缓解疼痛。

曲泽穴

 位置 位于肘横纹中央大筋的小指侧（肱二头肌腱尺侧缘）。

方法 以拇指尖用力按压，至皮肤呈凹陷的程度。

功效 常按此穴可缓解肘痛、肘僵硬等。

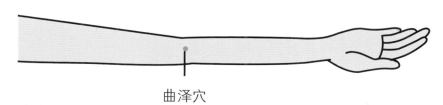

曲泽穴

尺泽穴

位置 将手肘朝上稍微弯曲，于中央凹陷处，可以摸到一根大筋，大筋外侧即为尺泽穴。

 方法 以拇指尖用力按压，至手的皮肤呈凹陷的程度。

 功效 常按此穴可缓解前臂的僵硬、酸痛及其他不适，对于风湿关节痛有缓解作用。

尺泽穴

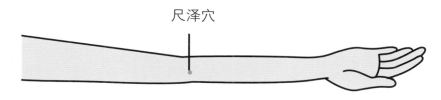

胃痛

许多人常受到胃痛的困扰，中医的穴位治疗能有效缓解胃痛。以下介绍几个与消化系统有关的穴位。

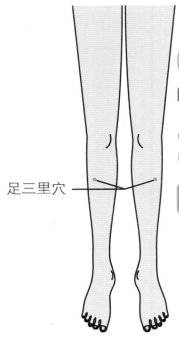

足三里穴

位置 位于左、右膝盖外侧，向下约四横指宽，胫、排骨之间的凹陷处。

方法 以单手或双手的拇指按压，每次持续3～5秒，力度适中，重复5～10次。

功效 常按此穴可促进消化，减轻胃痛，改善胃肠功能。

足三里穴

梁丘穴

位置 位于膝盖外侧，距离膝盖5～6厘米处（约三横指宽），如果按压时感觉特别痛，就是梁丘穴。

方法 用筷子或圆珠笔等较细长的物品，用力点按左、右两侧的梁丘穴，每次3～5秒，力度适中，重复5～10次。

功效 常按此穴可缓解胃的疼痛感。

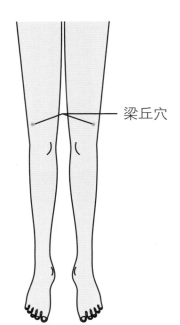

梁丘穴

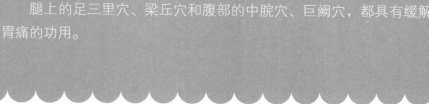

　　腿上的足三里穴、梁丘穴和腹部的中脘穴、巨阙穴，都具有缓解胃痛的功用。

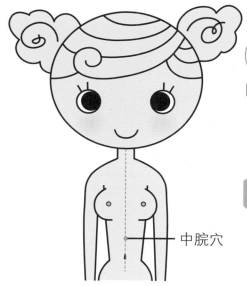

中脘穴 ——

中脘穴

位置 位于人体前正中线上，脐上四横指宽处。

方法 按压时仰卧，放松腹部肌肉，一边缓缓呼气，一边以指腹点按6秒钟，松开再按，重复10次，就能使胃感到舒适。

功效 一般中医在治疗胃病时通常多按压中脘穴，可有效缓解胃闷痛。

巨阙穴

位置 位于胸骨剑突与肚脐连线的上四分之一处。

方法 可以单手，也可以双手。用中指按压穴位，力度适中，按压3秒，休息2秒，重复10次左右。

功效 常按此穴能缓解胃的胀痛。

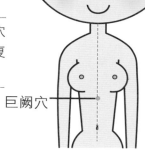

巨阙穴 ——

牙痛

俗话说"牙痛不是病，痛起来真要命"，听起来好像有点夸张，但是有过牙痛的人都知道那滋味。

合谷穴

 位置 位于手背虎口拇指和食指间的凹陷处。

 方法 单手以拇指用力按压合谷穴，力度适中，持续3～5分钟。

功效 常按此穴可以祛风邪，缓解牙齿一般的敏感性疼痛及严重的抽搐性疼痛。

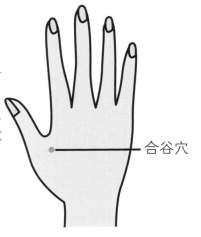

合谷穴

颊车穴

 位置 当咀嚼时咬肌隆起，按之凹陷处就是颊车穴，左右各一。

 方法 以双手拇指放于同侧面部颊车穴，从轻到重按压1～2分钟。

功效 常按此穴解痉止痛、活血消肿，也可快速止下颌的牙痛。

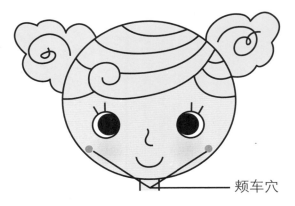

颊车穴

下面几个穴位是祖传的"消炎药"，对于牙痛起效很快。

太溪穴

位置 内踝尖后方，跟腱前的凹陷，就是太溪穴的所在。

 方法 按压太溪穴的最佳时间为晚上9点，每次按30下。按的时候可以采取正面坐姿，并平放脚底，以手掌包住脚跟，以拇指按压穴位，以产生酸痛感为度。

功效 常按此穴可促进血液循环，缓解心脏病、牙痛、咽喉肿痛、喘气、支气管炎、手脚冰凉、女性月经不调、关节炎、手脚乏力等。

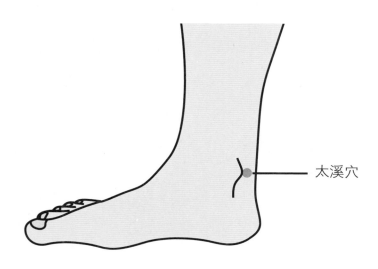

太溪穴

运动后肌肉痛

登山背负重物时，因重物压迫肩膀，使上臂轻度麻痹，或运动使肌肉劳损而疼痛，或手指指间关节冷虚僵硬麻痹……手麻痹与疼痛可由各种原因导致。其中，从肩膀到指尖如画一条线般疼痛时，就有手神经痛的可能。

手神经痛首先应以热毛巾温敷，缓和肌肉紧张后，才给予按摩，充分施行揉压。

臂臑穴

位置	位于上臂外侧，三角肌止点处，曲池穴与肩髃穴连线上。
方法	单手用拇指用力按压臂臑穴，力度适中，持续3~5分钟。
功效	常按此穴可以缓解运动系统疾病、上肢疼痛、肩周炎、头痛等。

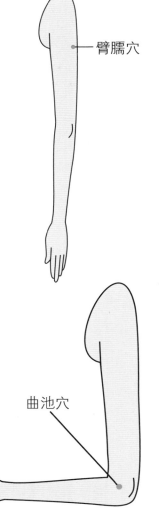

臂臑穴

曲池穴

位置	弯曲手肘，肘横纹外侧终点凹陷处。左、右手的曲池穴在对称位置。
方法	用一手紧抓对侧手肘，以拇指按压在穴位上。弯曲拇指关节，用力按压更有缓解效果。
功效	常按此穴可消除肌肉紧张。

曲池穴

Part 4

美容养颜
速效穴位

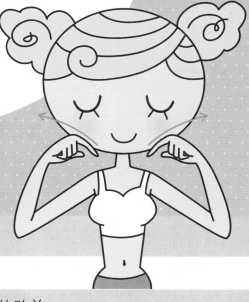

穴位按摩自古以来对于女性保养就有极大的助益，
它已成为现代人追求形体美和容貌美的不可缺少的方法。
本书告诉你如何针对几个常见的症状给予适当的穴位按摩，以此来达到美容美
体的目的。

手脚冰冷

有些人无论春夏秋冬，手足始终都是冰冷的，尤其是女性。这是因她们体质虚弱，末梢血管的血液循环差，或体温调节功能不良而引起的。在夏天，这类人出汗特别多，手脚的皮肤经常保持湿润而显得冰凉，而冬天为了保存热

阳池穴

位置 位于手腕的腕背横纹上，正对中指和无名指的指缝处。

方法 以此穴为中心，左右手互相搓揉手背生热，阳池穴就会得到充分刺激，温暖全身。

功效 常按此穴能促进血液循环，调节激素分泌，温暖身体。冬天有惧冷症而无法入睡的人，睡觉前使用这个方法，然后盖上棉被，身体很快就会温暖起来。

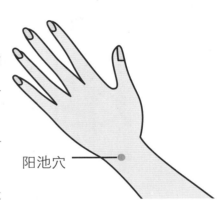

阳池穴

神阙穴

位置 位于肚脐正中。

方法 每晚睡前空腹，将双手搓热，左手下、右手上叠放于肚脐，男生顺时针揉转，女生逆时针揉转，每次360圈。或采取正面坐姿且放轻松，轻轻闭上双眼，以右手指对着神阙穴转圈，将注意力集中到脐中，以感觉到温热为宜。

功效 常按此穴能温暖身体、止泻，恢复阳气，缓和四肢冰冷。

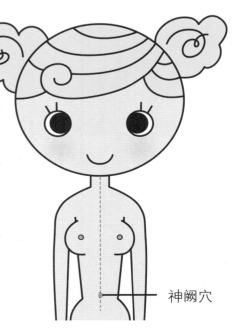

神阙穴

量，维持体温，其四肢小动脉的收缩状况也较显著，外周血液减少，因而手脚容易显得冰冷。

　　古人早已懂得用刺激穴位的方法来缓解手脚冰冷的症状，以下几个穴位，按摩后不仅能让血液循环变好，还能改善气、血虚的情况。

气海穴

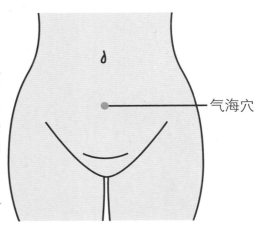

气海穴

位置 位于前正中心线上，脐下约两横指宽处。

 方法 先以右掌心紧贴气海穴，按顺时针方向分小圈、中圈、大圈按摩100～200次。再以左掌心，按逆时针方向，如之前的方法按摩100～200次。动作要轻柔缓慢，力度适中，按摩至有热感为度。

功效 常按此穴可以补肾气、壮阳。

命门穴

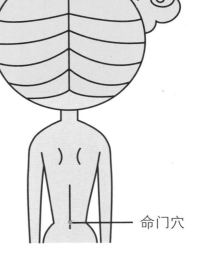

命门穴

位置 位于腰背，人体后正中线上，与肚脐相对处。

 方法 将双手搓热，贴着命门穴用力上下摩擦。每次50下，再将双手搓热继续摩擦，每日做4次，共计200下。

功效 常按此穴能补肾气、巩固腰椎、调和气血、提升阳气。

涌泉穴

 位置 位于脚底凹陷处，第二、三趾趾缝纹头端和脚跟连线的前三分之一处。

 方法 采取正面坐姿，双脚盘腿而坐，将双手掌搓热后，以右手中间三指摩擦左脚心，直至脚心发热为止，再换以左手摩擦右脚心。也可以用按摩锤、笔或指间关节来刺激涌泉穴，以局部产生麻、热或酸胀感为度。

功效 涌泉穴是肾经经气与足太阳膀胱经经气衔接的地方，常按此穴能通经络、回阳气，可温暖因下肢循环不良而产生的冰冷。

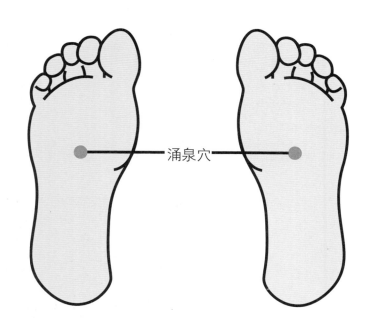

涌泉穴

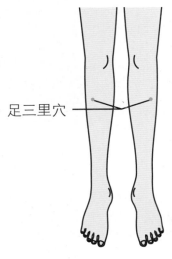

足三里穴

 足三里穴

位置 位于左、右膝盖外侧，向下约四横指宽，胫、腓骨之间的凹陷处。

方法 以单手或双手的拇指按压。按压之前，先搓揉双手直至发热，然后以双手掌按压双侧足三里穴15分钟左右，或拍打150下左右，每日早晚各1次。

功效 按摩此穴能调和脾胃、气血，具有补体虚、健脾胃的功能，能温暖手指和脚趾，改善血液循环。

劳宫穴

位置 劳宫穴在手掌心，自然握拳时中指指尖所点之处。

方法 以按摩锤、笔、对侧手拇指或指间关节来按压劳宫穴，以局部产生麻、热或酸胀感为度。

功效 常按此穴能清心降躁，理经络之气，调和气血，调节自律神经功能，缓解紧张。

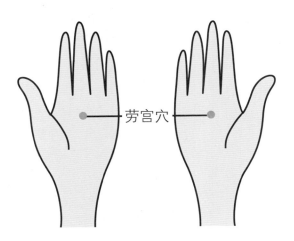

劳宫穴

便秘、下痢

现代人生活过于紧张，压力过大，以至于许多人有便秘的问题。而不管是便秘还是下痢，都有可能是因为胃肠道出了问题。

水分穴

位置 位于脐上约3厘米（约拇指关节宽度）处。

方法 可以以手指慢慢按摩20次左右。

功效 常按此穴可让腹部的水分保持平衡，若平时有尿频或便秘的困扰，常按此穴可以有所缓解。

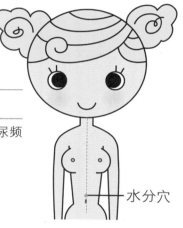

水分穴

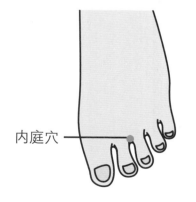

内庭穴

内庭穴

位置 位于足背上，第二与第三趾骨之间，脚缝的凹陷处。

方法 以拇指按压穴位，每次5～10秒，力度适中，持续2～3分钟。

功效 常按此穴可以清除体热、降胃火。胃火引起的牙痛、咽喉痛、鼻衄、口臭、反酸、便秘等，都可以按压内庭穴，达到缓解作用。

所以千万别小看便秘或下痢，以为它们只是小毛病，而不处理。便秘如果不及时处理，有可能因为宿便太多而伤害肠道。下痢有可能会引起脱水，一定要小心。

大横穴

位置 与脐平，在脐旁开约五横指宽处，左右各一。

 方法 直接下压按摩。可配合精油，以肚脐为圆心，顺时针方向按摩，可促进排便，缓解便秘。腹泻者则以逆时针方向按摩。

功效 常按上述方法按摩此穴可温暖身体，清理肠胃，对便秘或腹泻具有缓解作用。

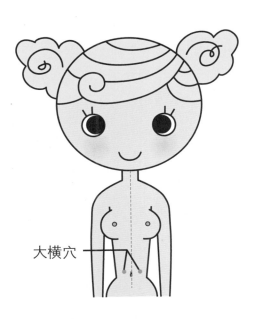

大横穴

脱发

过度紧张或身体状态不佳容易造成严重脱发的现象。

百会穴

位置 位于两耳尖连线与头顶正中线交点处。

 方法 以双手的食指和中指竖直向下按压。

功效 常按此穴具有提神醒脑、增加头顶部位的血液循环、防脱发的功效。

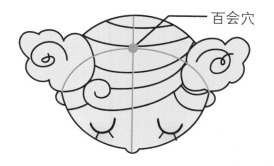
百会穴

率谷穴

位置 位于耳尖直上两横指高处。

 方法 以拇指按压，每次5~10秒，力度适中，持续2~3分钟。

功效 常按此穴可以缓解偏头痛、耳鸣、眩晕等。

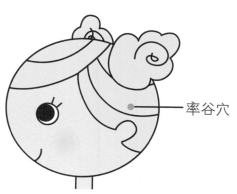
率谷穴

缓解脱发需要调整全身的健康状态，使自律神经调节功能发挥作用，同时改善由紧张引起的内分泌失调。

风池穴

位置 位于颈后枕骨下，左右大筋外侧凹陷处。

方法 以双手拇指分别抵住两侧穴位，用力按压。

功效 常按此穴可刺激头部毛发生长。

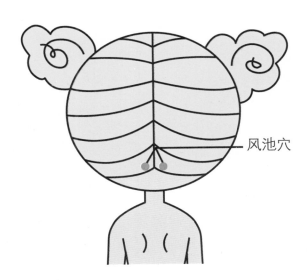

风池穴

塑身

爱美的女人常希望自己可以减一分赘肉，多一分美丽，于是通过各种瘦身方式瘦身，尤其是通过运动消耗大量的热量来瘦身，但是又苦于工作与生活的繁忙，抽不出时间运动，导致脂肪日积月累。

环跳穴

位置 位于臀部外侧，在股骨大转子后方凹陷处。站着绷紧臀部，两瓣臀部陷得最深的地方。

 方法 以拇指或其他指关节按压，做圈状按摩，不少于1分钟。

功效 常按此穴可美体提臀，预防臀部下垂。

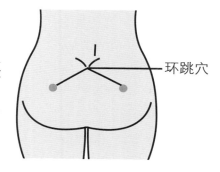

环跳穴

承扶穴

位置 位于大腿后方，两侧臀下横纹中点。

 方法 首先将背挺直，收紧臀部，慢慢吸气，用拇指以外的四指按压承扶穴，向上按压6秒，呼气，如此重复10次，力度适中。每日早晚各1次。

功效 常按压承扶穴，会让肌肉紧绷，让松弛的肌肉恢复弹性和活力，改善臀部下垂情况。

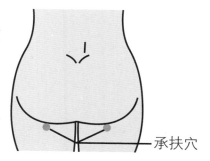

承扶穴

越来越多的职业女性常常一坐就是一整天，臀部肌肉长期处于被挤压状态，加上运动量不足，使臀部肌肉无韧性，原本紧翘的臀部变得松弛、下垂。有些女性因为压力过大而越吃越多，造成"鲔鱼肚"及"大象腿"。但瘦不下来的你不用太沮丧，来试试用穴位按摩去掉身上多余的脂肪，将身材重新"雕塑"一番吧！

殷门穴

 位置 位于大腿后方，承扶穴和委中穴的连线上，承扶穴向下约20厘米宽（八横指宽）处。

 方法 长时间按压，每次3~5秒，每日按20~30次。

功效 常按此穴可通经络，消耗腿部多余脂肪，美化大腿线条。

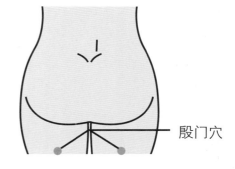

殷门穴

委中穴

位置 位于腘窝褶痕的正中央凹陷处。

 方法 采取正面坐姿，双脚平放地上，双手握大腿两侧，拇指在上，其余四指在下，以中指指腹按压穴位10秒、休息5秒，力度适中，持续5分钟，每日早晚各1次。

功效 常按此穴可缓解大腿、小腿的肿胀，促进身体血液循环，美化腿部线条。

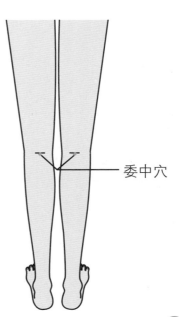

委中穴

承筋穴

位置 位于小腿后方（小腿肚）肌肉最丰厚之处。

方法 长时间按压，每次3~5秒，力度适中，每日20~30次。

功效 常按此穴可消除小腿肿胀，美化小腿线条。

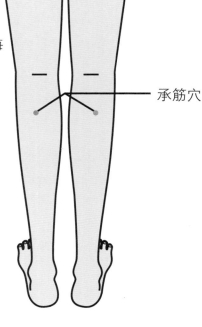

承筋穴

血海穴

位置 位于大腿内侧，从髌骨内侧的上角，向上约三横指宽处。

方法 每日用拇指按压此穴2~3次，每次持续2~3分钟，力度适中，以使局部产生酸胀感为度。

功效 常按此穴可消除身体水肿，美化大腿、小腿曲线。

血海穴

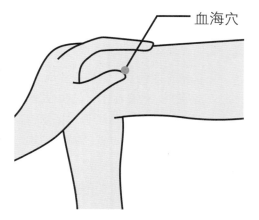

承山穴

位置 位于小腿后面正中，在委中穴与昆仑穴之间，用力伸直小腿或上提脚跟时呈现的凹陷处。

方法 长时间按压此穴，每次3～5秒，力度适中，每日20～30次。

功效 常按此穴可消除水肿，排除体内的老旧废物，美化小腿曲线，减轻腿部疼痛。

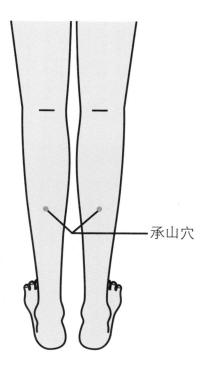

承山穴

三阴交穴

位置 位于小腿内侧，足内踝尖上约四横指宽，胫骨内侧缘后方凹陷处。

方法 每日以拇指或食指按压此穴2～3次，每次持续2～3分钟，力度适中，使局部产生酸胀感。

功效 常按此穴可缓解痛经、脚底肿胀、过胖过瘦、手脚冰冷、更年期综合征等。此外，对胃酸、食欲不振也有缓解效果。

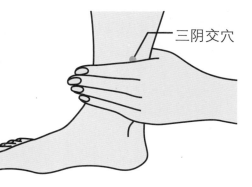

三阴交穴

肾俞穴

位置 位于第二腰椎棘突下，旁开约5厘米（约为两横指宽）处，在命门穴的两侧。

方法 以点按的方式按压此穴，力度适中，每按5秒就放开一下再按，至有酸胀感即可。每次5~10分钟。

功效 常按此穴可美化腰部曲线。

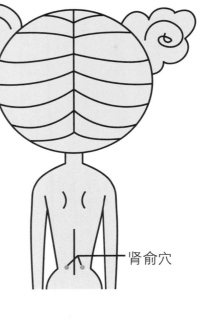

肾俞穴

大横穴

位置 在脐旁开约五横指宽处，左右各一。

方法 以手掌直接按压。可配合精油，以肚脐为圆心，顺时针方向按摩。

功效 常按此穴可缓解便秘。在减肥瘦身上，具有近似于天枢穴的功效。

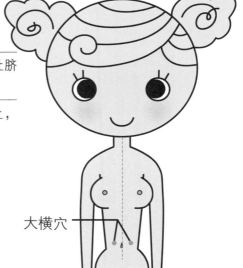

大横穴

风市穴

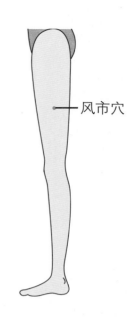

风市穴

位置 直立时，手臂自然下垂落在大腿外侧，中指指尖所指的位置就是风市穴。

方法 双手握拳，以四指关节敲打，力度适中，每敲4下为1次，左右腿各50次。

功效 常按此穴可刺激胆经，促进胆汁分泌，增进造血系统再生能力，改善血液循环，消除脂肪。

膝阳关穴

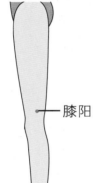

膝阳关穴

位置 位于阳陵泉穴直上约四横指宽处，股骨外上髁上方的凹陷处。

方法 双手握拳，以四指关节施行敲打，力度适中，每敲4下为1次，左右腿各50次。

功效 常按此穴具有刺激胆经，促进胆汁分泌，增进造血系统再生能力，改善血液循环，消除脂肪。

阳陵泉穴

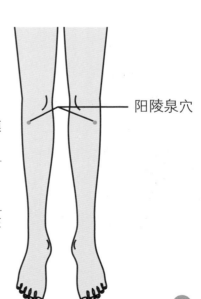

阳陵泉穴

位置 位于膝关节外侧，腓骨头（膝关节外侧，向外摸到的小而圆的骨突起）的稍前下方的凹窝处。

方法 以拇指按压穴位，循顺时针或逆时针方向按摩，每次1分钟，一组3次，力度适中。

功效 按摩阳陵泉穴可促进胆汁分泌，帮助消耗堆积在臀部和大腿的多余脂肪。

水肿

造成身体水肿的原因很多，但只要细心留意，便能找出水肿的原因。例如当肾脏不好时，可以在早晨起床时，通过观察眼睑（眼皮）处出现水肿而得知，而

水分穴

位置 位于肚脐上方约3厘米处。

方法 慢慢按摩20次左右，力度适中。

功效 常按此穴可排除多余水分，改善水肿，对缓解腹泻的情形特别有效。

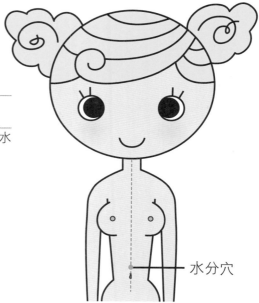

水分穴

关元穴

位置 位于下腹部，人体前正中线上，距肚脐正下方四横指宽处。

方法 将双手的中指重叠于穴位上，呼气后屏气，力度适中，反复按压数次。

功效 常按此穴可帮助肾气，利下焦。有益气血，巩固根本，利水化湿，预防排尿不畅等。

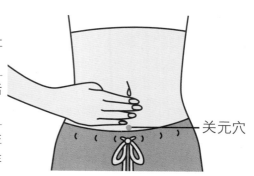

关元穴

当心脏不好时，可在傍晚时通过观察四肢出现水肿而看出。另外，激素分泌失调也是造成水肿的原因之一。

工作压力过大造成精神紧张，也会导致身体水肿。一般而言，对于原因不明的水肿，如果找正确的穴位来按摩，大多会有不错的疗效。

太阳穴

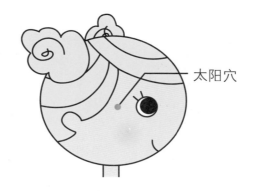
太阳穴

 位置 位于双眼外眦外侧旁开一横指宽（以食指量）的凹陷中。

 方法 四指并拢先按摩上下眼睑，然后按摩的手指从眼角处向太阳穴处移动，力度适中，按摩数分钟。

功效 常按此穴可消除脂肪，改善身体水肿，缓解头痛。

承浆穴

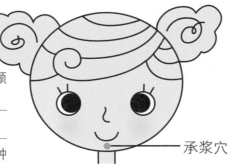
承浆穴

 位置 位于下嘴唇下缘与颏（下巴）之间的颏唇沟的中央凹陷处。

 方法 以拇指按压此穴，每秒1次，连按20次。

功效 常按此穴可改善面部水肿，防止牙龈肿胀发炎。

外关穴

位置 位于腕背横纹上约三横指宽的凹陷处,在尺骨与桡骨之间。

方法 以拇指揉、点此穴,力度适中,至产生酸胀感为度。

功效 常按此穴可促进水分代谢、消除水肿。

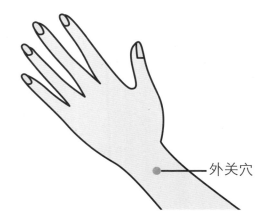

外关穴

颊车穴

位置 当咀嚼时咬肌隆起,按之凹陷处就是颊车穴,左右各一。

方法 以双手拇指放于同侧面部颊车穴,力度适中,按压1~2分钟。

功效 常按此穴可消除面部水肿。

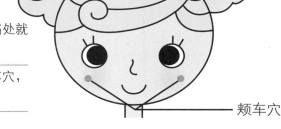

颊车穴

太溪穴

位置 内踝尖后方,跟腱前的凹陷,就是太溪穴。

方法 按压太溪穴最佳时间为晚上9点,每次按30下。按的时候可以采取正坐或平放脚底的姿势,以手掌包住脚跟,以拇指按压穴位,力度适中。按揉时一定要有酸痛感。

功效 常按此穴可补肾,预防身体虚冷,调节全身水分的代谢。

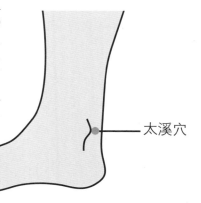

太溪穴

皮肤粗糙

有些女孩总给人"灰头土脸"的感觉，面色偏黄，没有光泽，像蒙了灰尘，怎么洗也洗不干净。有的还会在额头两侧长暗红色的痘痘（疖子），皮肤粗糙，常有小米粒一样的疙瘩，上面还有"小黑头"，尤其是胳膊和腿上密密麻麻的，摸起来"棘手"，即使在夏天也不敢穿裙子和短裤。下面就介绍几个可改变皮肤粗糙状况的穴位。

曲池穴

位置 弯曲手肘，肘横纹外侧终点的凹陷处。左、右手的曲池穴在对称位置。

方法 每次按压1分钟。

功效 常按此穴可消除老人斑，改善皮肤粗糙。

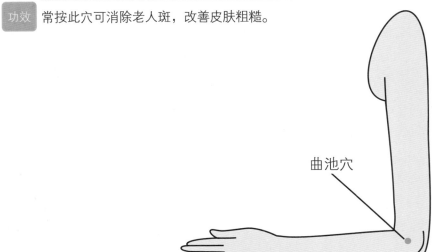

曲池穴

列缺穴

 位置 位于桡骨茎突上方，腕横纹上约5厘米宽处。双手虎口交握，一手食指压在另一手手背上，其食指尖所指的凹陷处即为列缺穴。

 方法 用食指按压3分钟。列缺穴属手太阴肺经，肺经经气最旺盛之时在早晨3～5点，正是睡觉的时候，可以改在上午9～11点脾经最旺的时候按压列缺穴。

功效 常按此穴能调节肺经、大肠经和任脉，通经络，调肺气。当肺的功能正常了，皮肤毛孔"当开则开"，就能改善皮肤问题。

列缺穴

三阴交穴

位置 位于小腿内侧，足内踝尖上约四横指宽，胫骨内侧缘后方凹陷处。

 方法 以拇指或食指按压此穴2～3次，每次持续2～3分钟，以使局部产生酸胀感为度。

功效 常按此穴可使皮肤滑嫩细致。有痛经困扰的人，也可以常按此穴来缓解困扰。

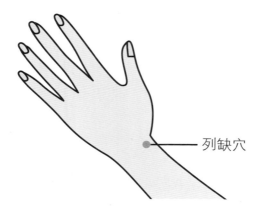

三阴交穴

穴位按摩有哪些禁忌?

并非任何人都适合穴位按摩:

1. 皮肤有损伤或湿疹者，不宜按摩。

2. 有些穴位如少泽穴和合谷穴，不适合孕妇或准备怀孕的女性。经期妇女、怀孕5个月以上的孕妇，不宜按摩。

3. 空腹、饱食、醉酒时按摩穴位，可能会导致不适或呕吐，不宜按摩。

4. 急性传染病、急性骨髓炎、结核性关节炎，及各种疮疡，不宜按摩。

5. 急性炎症，如急性腹膜炎、急性阑尾炎的患者，不宜按摩。

6. 久病过虚、严重心血管疾病的患者或高龄体弱的患者不宜按摩。

7. 患有严重精神疾病的人不要按摩。

8. 对于恶性肿瘤患者，请咨询医师的意见。

9. 脱臼、拉伤患者不宜按摩。

10. 血小板减少性紫癜、过敏性紫癜、再生障碍性贫血的患者不宜按摩。

口臭

有些人一到夏天，就容易有口干舌燥或口臭问题。天气燥热时，很多人会出现虚火旺的情况。一方面我们可以依靠自制茶饮来改善状况，一方面我们应该调整饮食，尽量少吃辛辣温热的食物，如羊肉、桂圆干、大蒜等，饭后可吃些凉性水果降火气，刷牙时别忘记刷舌头。适度清洁，可以避免异味。此外，按压手上的大陵穴、劳宫穴也有助于消除口干、口臭的症状。

大陵穴

 位置 位于腕横纹处的正中，两筋之间的位置。

 方法 以拇指按压大陵穴3秒，休息2秒，力度适中，双侧各按15次。

功效 常按压此穴可清热泻火，降虚火，能缓解口臭、口疮，宁心安神。

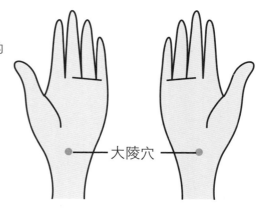

大陵穴

劳宫穴

 位置 劳宫穴在手掌心，自然握拳时中指指尖所点之处。

 方法 以拇指按压在劳宫穴上，按压至有酸疼感即可，左右侧各按压30次，力度适中。

功效 常按劳宫穴可清心泻火，缓解失眠、心烦、口干舌燥、口疮等。

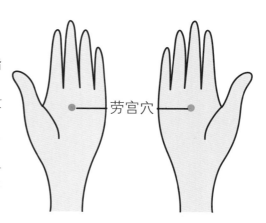

劳宫穴

血液循环不良

很多女生经常遭受手脚冰凉的困扰，这是由血液循环不良造成的，想要改善这种状况就要从温热身体开始，穴位按摩可以帮你很大的忙。以下几个穴位，不仅能让你血液循环变好，还能改善气血虚的情况。

阳池穴

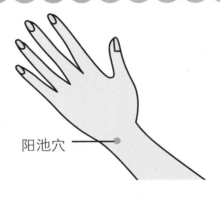

阳池穴

位置 位于腕背横纹上，正对中指和无名指的指缝处。

方法 按压此穴3～5分钟，力度适中，至有酸麻感为度。

功效 常按此穴有利于血液循环，使内分泌平衡。

足三里穴

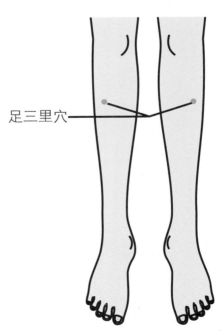

足三里穴

位置 位于左、右膝盖外侧，向下约四横指宽，胫、腓骨之间的凹陷处。

方法 以单手或双手的拇指按压3～5秒，力度适中，重复5～10次。

功效 常按此穴能调理脾胃、气血，补气虚，健脾胃，促进脚部血液循环，温暖身体，缓解手脚冰冷。

涌泉穴

 位置 位于脚底凹陷处，第二、三趾趾缝纹头端和脚跟连线的前三分之一处。

 方法 坐在椅子上，脚底踩住一颗网球，并以脚底用力来回滚动网球，可达到按摩脚底穴位的功效。

功效 常按此穴有增精补液、补肾壮阳、强筋壮骨的功用，也可缓解下肢循环不良的状况。

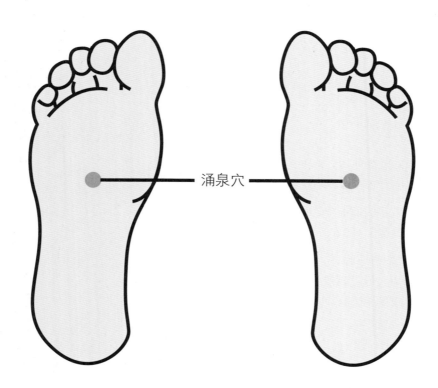

涌泉穴

图书在版编目（CIP）数据

　　按穴位消病痛 / 养沛文化编辑部编著. — 杭州：浙江
科学技术出版社，2016.1
　　ISBN 978-7-5341-6835-2

　　Ⅰ . ①按… Ⅱ . ①养… Ⅲ . ①穴位按压疗法
Ⅳ . ①R245.9

　　中国版本图书馆CIP数据核字 (2015) 第183062号

著作权合同登记号　图字：11-2015-90号

本书通过四川一览文化传播广告有限公司代理，经雅书堂文化事业有限
公司授权出版中文简体字版

书　　　名　**按穴位消病痛**

编　著　者　**养沛文化编辑部**

出版发行　**浙江科学技术出版社**
　　　　　　杭州市体育场路347号　邮政编码：310006
　　　　　　办公室电话：0571-85176593
　　　　　　销售部电话：0571-85176040
　　　　　　网　　址：www.zkpress.com
　　　　　　E-mail：zkpress@zkpress.com

排　　版　烟雨

印　　刷　北京和谐彩色印刷有限公司

开　　本	710×1000　1/16	印　张	7	
字　　数	150 000			
版　　次	2016年1月第1版	印　次	2016年1月第1次印刷	
书　　号	ISBN 978-7-5341-6835-2	定　价	35.00元	

责任编辑　刘　丹　李骁睿　　**责任校对**　王　群

责任美编　金　晖　　　　　　**责任印务**　徐忠雷